Dr. MARCIO BONTEMPO

MEL

Uma vida doce e saudável

São Paulo
2008

EDITORA ALAÚDE

1ª edição em fevereiro de 2008 - Impresso no Brasil

Publisher/Editor: Antonio Cestaro
Editora: Alessandra J. Gelman Ruiz
Capa e Projeto Gráfico: Walter Cesar Godoy

Dados Internacionais de Catalogação na Publicação (CIP)
(Câmara Brasileira do Livro, SP, Brasil)

Bontempo, Marcio
Mel : uma vida doce e saudável / Marcio Bontempo. -- São Paulo : Alaúde Editorial, 2008.

1. Culinária (Mel) 2. Mel como alimento 3. Mel - Uso terapêutico 4. Natureza - Poder de cura 5. Naturopatia 6. Saúde - Promoção I. Título.

08-00970 CDD-615.535

Índices para catálogo sistemático:

1. Mel : Alimento natural : Promoção da saúde : Medicina natural 615.535

ISBN 978-85-98497-84-6

R. Hildebrando Thomaz de Carvalho, 60
CEP 04012-120 - São Paulo - SP - Telefax: (11) 5572-9474 / 5579-6757
alaude@alaude.com.br www.alaude.com.br

"Alimentai-vos de toda classe de frutos e segui, humildemente,
pelas sendas traçadas por vosso Senhor! Sai do seu abdômen um líquido de
variadas cores que constitui cura para os humanos. Nisso há sinal para os que refletem."

Alcorão 16:69

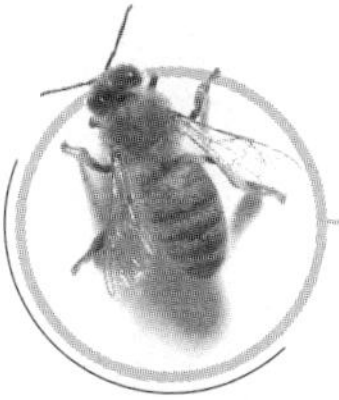

SUMÁRIO

SUMÁRIO

INTRODUÇÃO

A decisão de escrever um livro sobre o mel não foi minha, mas resultou (mais) de mais uma solicitação do meu amigo e editor Antonio Cestaro – um dos maiores aficionados e amantes da alimentação e da Medicina natural que já conheci. Ocorreu que, ao trabalhar neste livro, refiz com grande prazer o contato com o fascinante e misterioso universo das abelhas, e pude constatar que, ao longo da minha vida profissional como médico, os itens produzidos por essas pequeninas usinas vivas de saúde – como o mel, a própolis, a geléia real, o pólen, a cera e até o veneno – sempre estiveram ao meu lado como recursos singelos e eficazes para ajudar a melhorar a saúde e a vida das pessoas.

Para quem busca conhecer as leis da natureza e aplicá-las na prática da Medicina, as abelhas, sua vida, seu trabalho e seus produtos exercem indescritível fascínio. Sinceramente, penso que conhecemos ainda pouco sobre esses misteriosos seres. Não deve ser sem motivo que o mel sempre foi chamado de "néctar dos deuses". E o que não dizer da "lenda" segundo a qual as abelhas não pertencem a este planeta, mas foram trazidas como presente dos "senhores de Vênus" (que não tenho idéia de quem possam ser, ou se realmente existem... vai saber...) para os terráqueos? A verdade é que as abelhas são um enigma. Amigos apicultores conhecidos mencionam que, para se conseguir bons resultados ao lidar com elas, não adianta apenas procurar conhecer sua técnica ou *modus operandi*, comportamento, etc, mas sim compreender sua poesia.

Certamente, há uma mensagem sutil do Criador a ser decifrada nessa coisa das abelhas e de seus produtos – todos eles medicinais e saudáveis, incluindo o veneno. Hoje, a ciência da apiterapia – que utiliza os produtos das abelhas no tratamento e na prevenção das doenças – difundiu-se no mundo e é praticada nos quatro cantos, sendo foco de uma imensa quantidade de pesquisas, algumas das quais apontaremos adiante. Só para ilustrar, a apitoxina, extraída do veneno da abelha, é um dos mais eficazes recursos no tratamento da fibromialgia e de diversas doenças degenerativas e obliterantes.

Mas o tema deste livro é o mel, simplesmente o principal produto das abelhas, secretado delicadamente pelos minúsculos laboratórios alquímicos de suas glândulas. Para uma pessoa menos atenta aos "sinais", o mel é apenas um alimento doce, talvez "gostoso". Mas pense: não é curioso o fato de que ele é extraído justamente das flores, que são as expressões multicoloridas mais belas da natureza, ligadas ao amor, aos sentimentos... e ele é... doce? Será que esse líquido viscoso, dourado e brilhante não guarda outros segredos? Descobrimos apenas alguns deles (na verdade, mais informações conhecidas, novas ou antigas, do que exatamente segredos) e os revelaremos aqui, quando apresentarmos as propriedades medicinais desse verdadeiro "remédio" da natureza. Mas iremos um pouco além, instigando o leitor a conhecer mais sobre o tema, quando apresentarmos o mel como "o remédio floral" de mais amplo espectro, cujo consumo regular é capaz de ajudar até em nosso equilíbrio energético sutil e emocional.

Procuramos, aqui, realizar uma viagem ao mundo das abelhas e do mel, incluindo a história do produto, curiosidades sobre as abelhas e sobre a apicultura, poemas, tradições terapêuticas e medicinais, aplicações tradicionais e recentes do mel como remédio, pesquisas científicas comprobatórias, receitas deliciosas (incluindo o misterioso hidromel, o vinho de mel), e outros temas. Porém, penso que o mais importante, além de adotar, manter ou incrementar o hábito de consumir o saudável e energético mel, é perceber a lição de vida que as abelhas nos dão.

Sugiro que a cada colherada matinal de um bom mel (excelente para ativar os intestinos...), sentindo essa doçura rara e incomum, procuremos compreender a mensagem (sem palavras) que o Criador nos transmite por meio de suas crias, as abelhas: a importância do senso de coletividade, da solidariedade, da fraternidade, do trabalho desinteressado e altruísta, da impessoalidade, do senso de responsabilidade, do auxílio mútuo, da confiança na natureza e nas leis do Criador. Se as abelhas não cultivassem e aplicassem esses princípios (mesmo inconscientemente, como achamos que elas fazem), não conseguiriam produzir mel, pois a desordem e o caos tornariam a tarefa impossível (situação parecida ao que está acontecendo no mundo humano e no meio ambiente, não é mesmo?). Então, se nós, seres humanos, quisermos "produzir um bom mel", temos muito a aprender com esses insetos.

Certamente, este livro motivará o leitor a usar mais essa maravilha de alimento/remédio que é o mel, mas sugerimos que isso seja feito com reflexão e gratidão, pois é um momento de contato com uma das mais sublimes dádivas da natureza.

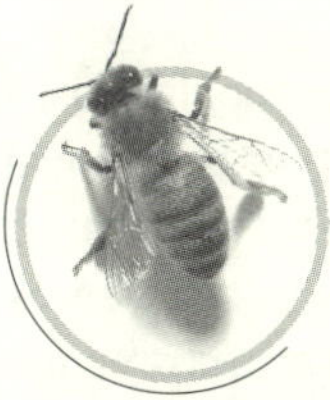

CAPÍTULO I

O MEL NA HISTÓRIA DA HUMANIDADE

Pesquisas arqueológicas apontam que as abelhas existem há pelo menos 42 milhões de anos. O mel, portanto, deve ser um recurso alimentar para o homem desde o início da civilização. De fato, há evidências de seu uso pelo ser humano desde a pré-história, com inúmeras referências em pinturas rupestres e em manuscritos e pinturas do antigo Egito, Grécia e Roma. No passado, ainda não se conheciam técnicas de apicultura, de modo que o mel era coletado nas florestas, o que significava perigo, desde a picada das abelhas até o risco de acidentes pelo fato de as abelhas, muitas vezes, fazerem colméias em locais de difícil acesso. Parece que os antigos egípcios resolveram esse problema confinando as abelhas em potes de barro para levá-las para casa, onde havia a possibilidade de colher o mel e manipular melhor o trabalho desses animais.

Os antigos gregos também confinavam abelhas para a coleta de mel, e parece haver uma disputa sobre qual povo foi pioneiro na apicultura. A própria palavra *colméia* vem do grego, pois eles confeccionavam recipientes com formato de sino feitos de palha trançada, chamados *colmo*, para colocar os enxames. Mas escavações feitas em Feston, na ilha de Creta, descobriram colméias de barro que pertenceram à época minóica, de 3.400 a.C., bem anterior ao tempo de Homero.

A pesquisadora Eva Crane descobriu em seus estudos que também os sumérios, que se estabeleceram na Mesopotâmia por volta de 5.000 a.C., já usavam o mel como fonte de alimento e como remédio para diversos males.

Homero, na *Odisséia*, menciona uma mistura de mel e leite, chamada *melikraton*, que era muito consumida pelos soldados como revigorante e energético. Há

> *Já entrei no meu jardim, minha irmã, noiva minha; colhi a minha mirra com a minha especiaria, comi o meu favo com o mel, bebi o meu vinho com o leite. Comei e bebei, amigos; bebei fartamente, ó amados.*
>
> Salomão,
> no Cântico dos Cânticos (Cantares 5:1)

menções na mesma obra de que com mel, vinho e queijo, a feiticeira Circe fascinou os companheiros de Ulisses. E esses mesmos alimentos foram fornecidos às filhas órfãs de Píndaro, por Afrodite (a deusa Vênus).

O mel está intimamente ligado aos rituais da deusa na civilização minóica arcaica, e é um tema proeminente nos mitos relativos a Dionísio. O poeta romano Ovídio afirmou que Dionísio inventou o mel, e dizia-se que o solo sagrado em que as mênades, suas servas, realizavam a dança ritual, era molhado com leite, vinho e o "néctar das abelhas". Também se dizia que o mel pingava dos cajados de Tirso, que as mênades levavam. Kerényi, falando das oferendas de mel na religião minóica, informa que a oferenda dada à "senhora do labirinto" guarda o estilo de um período muito anterior, quando a cultura minóica ainda estava em contato com uma "idade do mel".

Há indícios de que Aristóteles tenha realizado os primeiros estudos mais pormenorizados sobre o comportamento das de abelhas, utilizando uma colméia cilíndrica feita com ramos de árvores entrelaçados e uma mistura de barro e estrume de vaca. Hoje, essa colméia, chamada *anastomo* ou *cofini*, ainda é utilizada na apicultura em certas regiões da Macedônia, inclusive produzida artesanalmente.

Heródoto afirma que os babilônios preservavam seus mortos em mel, e o uso de grandes vasos, ou *phitoi*, para enterrar os mortos, era bastante disseminado na Idade do Bronze egéia. É muito sugestivo o fato do mítico Glauco, o azul-acinzentado, cair num grande pote de mel (a forma sugestiva dos túmulos natufianos em forma de balde) e ser preservado ali até o momento da ressurreição.

> *O temor do Senhor é límpido e permanece para sempre; os juízos do Senhor são verdadeiros e todos igualmente justos. São mais desejáveis que ouro, mais que muito ouro depurado; e são mais doces que o mel e o destilar dos favos.*
>
> Salmo 19:9-10

Muitas civilizações da Antiguidade consideravam que as abelhas eram animais sagrados e, por isso, elas faziam parte de cultos religiosos, surgindo, assim, várias lendas a respeito desses curiosos seres. Há uma antiga lenda celta que afirma serem as abelhas oriundas do planeta Vênus, trazidas como presente por seres estranhos vindos do céu em carruagens de luz; a mesma lenda informa que as abelhas, no passado, não tinham ferrão, só desenvolvendo esse órgão como influência do mal e da maledicência humana. Quanto a isso, é curioso o fato de as abelhas americanas, muitas produtoras de excelente mel, não possuírem ferrão, sendo que apenas as européias e africanas possuem esse órgão de defesa.

O mel, além de alimento e remédio, era usado pelos antigos egípcios, especialmente pelos sacerdotes, tanto nos rituais e cerimônias quanto para alimentar animais sagrados. Era também considerado um símbolo de riqueza e de poder. Entre os diversos tesouros encontrados nos túmulos do Egito, freqüentemente belos potes de barro contendo mel figuravam como símbolos de opulência, ou talvez como "alimento" para a "longa viagem" dos faraós mortos ali colocados. Curiosamente, a maior parte do mel encontrado dentro dos túmulos estava em condições de ser consumido.

O mel é mencionado em diversos livros antigos, principalmente da China e da Índia, inclusive em textos de Medicina, Filosofia, Arte e tradições religiosas. Também há diversas menções e citações sobre o mel no Alcorão e na Bíblia, em diversas passagens do Antigo Testamento, sendo citado em alguns Salmos.

> *Quão doces são as tuas palavras ao meu paladar! Mais que o mel à minha boca.*
>
> Salmo 119:103

Salomão, no seu inspirado *Cântico dos Cânticos*, e em muitos trechos de *Provérbios*, faz menção ao mel.

No Novo Testamento, no *Evangelho de Lucas*, há uma passagem que conta que Jesus, depois de ter ressuscitado, comeu um favo de mel quando apareceu aos discípulos:

> *E, por não acreditarem eles ainda, por causa da alegria, e estando admirados, Jesus lhes disse: 'Tendes aqui alguma coisa que comer?'. Então, lhe apresentaram um pedaço de peixe assado [e um favo de mel]. E ele comeu na presença deles.*
>
> Lucas 24:41-43

Também é sabido pela Bíblia, que João Batista alimentava-se de gafanhotos e mel no deserto.

> *E esse João tinha as suas vestes de pêlos de camelo, e um cinto de couro em torno de seus lombos; e alimentava-se de gafanhotos e de mel silvestre.*
>
> Mateus 3:4

CAPÍTULO II

O DESENVOLVIMENTO DA APICULTURA

O que é o mel

O mel é uma substância viscosa, aromática e doce, um produto natural, elaborado por abelhas especiais, as abelhas melíficas, a partir do néctar de flores e/ou de exsudatos açucarados das plantas.

As características aromáticas, a viscosidade, a coloração, os nutrientes e as propriedades medicinais do mel dependem diretamente da espécie de abelha que o produz, da fonte de néctar e do tipo ou espécie de planta da qual o material foi colhido.

Como se obtém o mel

O mel é depositado pela abelha, na colméia, dentro de pequenas estruturas hexagonais chamadas *favos*. O mel recebe a denominação do tipo de flor mais visitada pelas abelhas, que se denomina *florada*. As floradas diferem em cor, podendo se apresentar mais claras (como a de laranjeira, por exemplo), ou escuras (como a de eucalipto). Há diferenças na viscosidade, sendo que o mel pode variar muito de forma e cor, segundo a flor escolhida pelas abelhas. Nem todas as flores produzem néctar adequado à produção de mel, mas as incríveis pequenas fábricas vivas voadoras sabem exatamente qual escolher. Os seres humanos, então, colhem o mel das colméias, sendo que ele precisa ser removido do favo. O favo é, a seguir, centrifugado e coado, e o mel que resulta é filtrado, eventualmente pasteurizado, e depois engarrafado.

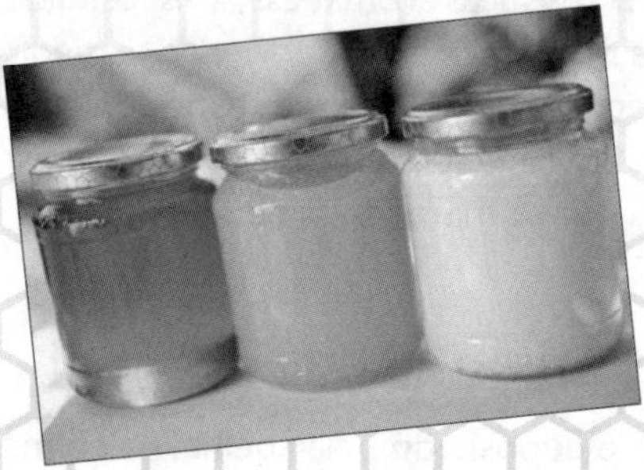

Abelhas: as incríveis fábricas vivas

As abelhas são classificadas cientificamente como insetos pertencentes à ordem Hymenoptera, da superfamília Apoidea, parentes das vespas e das formigas. A espécie mais conhecida é a *Apis mellifica*, oriunda do Velho Mundo, criada em larga escala para a produção de mel. As abelhas vivem na Europa, no norte da África e na Ásia ocidental, como, por exemplo, a abelha italiana (*Apis linguistica*), a abelha egípcia (*Apis fasciata*) e a abelha grega (*Apis cecropia*).

As abelhas nativas das Américas constituem um grupo que apresenta o ferrão atrofiado, com representantes em várias espécies que ocorrem em diferentes regiões. Atualmente, são conhecidas cerca de 400 espécies distribuídas em aproximadamente 40 gêneros, sendo que mais de 70% dessas espécies ocorrem nas Américas. As abelhas sem ferrão pertencem à subfamília *Meliponinae*, e por isso são denominadas meliponíneas.

Os meliponíneos estão divididos nas tribos *Meliponini* e *Trigonini*, que agrupa um grande número de gêneros, distribuídos em toda a área em que está a subfamília. A primeira é formada apenas pelo gênero *Melipona*, exclusiva da região neotropical, na América do Sul, Central e Ilhas do Caribe, e suas espécies principais que são:

Mandaçaia - *Melipona quadrifasciata*
Uruçu - *Melipona scutellaris*
Jandaíra - *Melipona subnitida*
Guaraipo - *Melipona bicolor*
Manduri - *Melipona marginata*
Tujuba - *Melipona rufiventris*

A tribo Trigonini está distribuída em toda a área de ocorrência da subfamília, e engloba uma série de diferentes gêneros, com suas muitas espécies, tais como:

Jataí - *Tetragonisca angustula*
Mirins - *Plebeia sp*
Borá - *Tetragona clavipes*
Irapuá - *Trigona spinipes*
Canudo - *Scaptotrigona postiça*
Marmeladas - *Frieseomelitta sp*
"Caga-fogo" - *Oxytrigona tatair*

Curiosidades sobre as abelhas

- As abelhas surgiram há cerca de 50 milhões de anos, junto com a origem e expansão das plantas com flores, as chamadas angiospermas.
- Estima-se que há mais 20 mil espécies de abelhas em todo o mundo.
- As abelhas já eram consideradas sagradas para algumas civilizações antigas. Por causa do mel

e de outros produtos apícolas, esses insetos singelos assumiram importância econômica e foram considerados símbolos de poder para o clero e para a aristocracia, figurando em escudos, brasões, moedas, trajes reais, coroas, etc. Na Grécia antiga, era um dos símbolos de fecundidade.

- Embora vivam em grupos altamente organizados, as abelhas têm individualidade marcante. A grande maioria das abelhas tem vida solitária, sem se associar a um único indivíduo da sua espécie, exceto por ocasião da construção do ninho e da produção da cria.
- A atividade das abelhas de pousar em várias flores para recolher o néctar permite a polinização, uma fecundação cruzada, que aprimora as espécies vegetais. Portanto, as plantas e as abelhas têm uma relação simbiótica, talvez a mais significativa de toda a natureza.
- Para colher cerca de 1 quilo de néctar, uma abelha, sozinha, voa uma distância igual a uma volta ao redor do planeta. Em cada viagem, voa a uma distância de 500 metros da colméia, podendo visitar quase 200 flores por viagem. Os enxames de abelhas recolhem néctar num raio de 10 quilômetros ou mais.
- Uma abelha rainha jovem e sadia é capaz de pôr até 3 mil ovos por dia.

- Uma rainha pode pôr ovos fertilizados ou não, sendo que os fertilizados darão origem a fêmeas (operárias ou rainhas), e os não fertilizados darão origem apenas a zangões.
- Há zangões que conseguem localizar uma rainha virgem num raio de 10 quilômetros graças a seu superolfato, localizado em suas antenas.
- A rainha é fundamental para a ordem dentro da colméia. Na sua falta na colméia por muitos dias, as abelhas operárias desenvolvem pequenos ovários, e colocam ovos não fecundados de maneira desordenada, que geram somente pequenos zangões; a colméia, aos poucos, se extingue, por falta de trabalhadores e de alimento.
- Entre as abelhas sociais, existem espécies de rapina, como a brasileira *Lestrimellita limao*, que roubam o mel de colônias de outras espécies. Essa abelha possui esse nome porque exala um cheiro muito semelhante ao do limão.
- Embora a grande maioria das abelhas utilize pólen para alimentar a si e às larvas, existe no Brasil uma espécie social chamada *Trigona hypogea* que utiliza carne estragada – carniça – como fonte primária de nutrientes. Pode produzir méis tóxicos e de sabor desagradável; também pode produzir mel a partir do néctar de flores.

Como elas fazem o mel

As abelhas recolhem néctar e pólen das flores. O néctar é a matéria prima principal e base para o mel, e o pólen serve como alimento, participando indiretamente na produção do mel.

Quando uma abelha suga e recolhe o néctar de uma flor, ele é guardado em uma bolsa na qual já começa a passar por um processo de filtragem e refinação. Ali, enzimas das glândulas hipofaríngeas, como a invertase, a diastase, a glicose oxidase, a catalase e a fosfatase dão início a um processo primário rumo à formação do mel. Quando a abelha retorna para a colméia, operárias bombeiam o néctar para dentro e para fora de suas bolsas, de modo a concentrar o mel, o que o torna um produto resistente aos microrganismos, principalmente bactérias e fungos (mofo). Em seguida, o mel é armazenado nos favos para amadurecer até que possa ser utilizado como alimento.

As diferentes funções das abelhas nas colméias

As abelhas são chamadas de "insetos sociais" por causa de sua vida organizada em grupo, no qual cada indivíduo possui um tipo de função. Em uma colméia, por exemplo, há a rainha, o zangão e as operárias.

Sua majestade, a rainha

As rainhas se destacam por serem maiores que as operárias, com o abdômen mais avantajado, alimentando-se apenas da geléia real, uma secreção rica em proteínas produzida pelas operárias. Toda colméia possui apenas uma rainha, que é a mãe de todos os indivíduos e única fértil, sendo responsável pela união da colméia. A rainha é fecundada por mais de dez zangões, e guarda os espermatozóides por toda a sua vida na espermateca, uma bolsa no interior do abdômen, utilizando-os para pôr ovos fecundados.

A rainha libera uma secreção odorífica, um feromônio, que inibe a ovulação das operárias. Quando uma rainha envelhece ou não é mais fértil, há redução da produção do feromônio, ocasião em que as operárias escolhem óvulos fertilizados e alimentam as larvas somente com geléia real, de modo a criar novas rainhas que, depois de fecundadas, lutarão entre si para ocupar o "trono" da colméia. As abelhas perdedoras, incluindo a "destronada" (caso sobreviva à guerra), abandonam a colméia juntamente com algumas operárias fiéis, e vão criar uma nova família em outro lugar, geralmente bem distante.

A rainha tem função reprodutiva e de manutenção da unidade da colônia, mas, se não cumprir adequadamente seu papel, ela pode ser substituída ou até morta pelas operárias. Uma abelha rainha vive entre 2 a 5 anos; na Europa, onde existe sazonalidade na produção do mel (no inverno, as abelhas não produzem por falta de flores), uma rainha pode chegar a viver 5 anos, mas no Brasil, onde a produção de mel de uma colméia é constante, uma rainha vive cerca de 2 anos.

Zangão só no nome

A função do zangão limita-se apenas a fecundar alguma rainha jovem, morrendo logo após a cópula, por perder parte do seu corpo, que fica preso ao da rainha. Nas colméias, o número de zangões é geralmente limitado, pois consomem muito alimento e não contribuem para a sua manutenção, podendo ser mortos ou expulsos pelas operárias. Em épocas de fartura de mel, numa colméia grande pode haver cerca de 400 zangões.

Operárias, as heroínas anônimas

Operárias são fêmeas estéreis, que consomem mel como alimento (que não é rico em proteínas como a geléia real), e se desenvolvem em alvéolos menores que o da rainha, o que impede o pleno desenvolvimento do seu abdômen e, conseqüentemente, de seus ovários.

As operárias são, portanto, menores, e possuem corbículas, estruturas especiais nas patas traseiras, próprias para a coleta de materiais como própolis (resina), pólen, barro, etc., que não existem na rainha e no zangão. As operárias são as que mais trabalham dentro e fora da colméia, de acordo com o tempo de vida e necessidades da colônia. Quando novas, as operárias desempenham funções internas, e, ao se tornarem mais velhas, começam a realizar tarefas externas, como a coleta de néctar, por exemplo. As operárias têm diversas funções na colméia:

Forrageiras ou campeiras – São as abelhas que realizam a coleta de pólen, néctar, resina e demais materiais necessários. São as abelhas de mais de 21 dias de idade.

Guardas – Ocupam geralmente a porta da colméia, e o seu número varia segundo a espécie. São responsáveis pela defesa da colméia, evitando a entrada de predadores, principalmente formigas e lagartixas, além de aranhas e abelhas de outros ninhos em busca de mel. Também atuam evitando a saída de abelhas jovens ou expulsando zangões desnecessários. São abelhas mais velhas.

Laboratoristas – São as abelhas envolvidas na atividade de transformar o néctar em mel e armazená-lo nos favos. São as abelhas com cerca de 10 dias de idade, já com glândulas secretoras.

Enfermeiras – São as "parteiras" da colméia, pois removem a cera dos casulos das abelhas próximas de nascer. Também fazem estocagem de alimento e fecham os alvéolos cheios de mel, além de serem responsáveis pela manutenção da temperatura dessa área do ninho. São as abelhas com cerca de uma semana de vida.

Lixeiras – São as operárias jovens, de até 3 dias, que retiram materiais desnecessários e reúnem o "lixo" na entrada da colônia para que outras abelhas levem embora.

Outras funções numa colméia – Ainda não são conhecidos todos os detalhes da organização de uma colméia, mas certamente não são apenas os descritos pelos apicultores. O sistema social das abelhas é tão perfeito que se acredita haver uma hierarquia mais sofisticada, mesmo entre as operárias ou outras abelhas, com a possibilidade de funções específicas, do tipo "chefe de setor", "gerente de produção", "encarregado", e até "setores" como "departamento pessoal", "relações públicas", "departamento de defesa e milícia", "polícia", "assessorias", "ministras", "generais" e "cargos de confiança" para as mais próximas da rainha!

Curiosidades da história da apicultura

- Foi com o surgimento do microscópio que Swammerdam (1637-1680) desvendou o sexo da rainha (que até então se supunha ser um rei), por dissecação.

- Janscha descobriu, em 1771, que a fecundação da rainha ocorre ao ar livre.
- Schirach, também em 1771, provou que a rainha originava-se do mesmo ovo que pode originar uma abelha operária.
- Francisco Huber demonstrou que as rainhas acasalam-se mais de uma vez.
- Em 1845, Johanes Dzierzon confirmou a partenogênese em abelhas, cruzando rainhas italianas com zangões cárnicos.
- Johanes Mehring produziu a primeira cera alveolada em 1857.
- Franz Von Hruschska inventou a máquina centrífuga para tirar mel sem danificar os favos, em 1865.
- Lorenzo Lorain Langstroth descobriu o "espaço abelha", que nada mais é que o vão entre um favo e outro. Esse espaço deve variar entre 6 e 9 milímetros. A partir daí criou o quadro móvel que fica suspenso dentro da colméia pelas duas extremidades; todas essas descobertas levaram à criação da colméia Langstroth, em 1851, considerada padrão hoje em todo o mundo.

A apicultura no Brasil

A história do mel e das abelhas brasileiras é semelhante à dos demais produtos medicinais resultantes da nossa flora. Os primeiros registros sobre mel e abelhas brasileiras foram feitos pelo padre José de Anchieta. Um trecho de uma de suas cartas faz o seguinte comentário:

> *Encontram-se quase vinte espécies diversas de abelhas, das quais umas fabricam o mel nos troncos das árvores, outras em cortiços construídos entre os ramos, outras debaixo da terra, donde sucede que haja grande abundância de cera. Usamos do mel para curar feridas, que saram facilmente pela proteção divina. A cera é usada unicamente na fabricação de velas.*

Anchieta também comenta sobre a existência de mel venenoso em seus textos:

> *Há, porém, como disse, muitas espécies de mel, mas há a que os índios chamam "Eiraaquãyeta", mel de muitos buracos, porque as abelhas fazem muitas entradas na colméia. Logo que se bebe, esse mel toma todas as juntas do corpo, contrai os nervos, produz dor e tremor, provoca vômitos e destempera o ventre.*

Outro viajante famoso que relata em seus escritos os usos dos produtos das abelhas é Saint'Hilaire, do começo do século XIX:

> *O Conde da Barca, ministro do rei D. João VI, mandara fazer muitas experiências a fim de purificar a*

cera de abelhas indígenas, e nenhuma tivera êxito. Vi, na cidade de Goiás, um operário que purificava muito bem, e cujo segredo consistia em fundi-la, dividi-la em pequenos pedaços e expô-los ao sol. Repetia essa operação até dezesseis vezes, o que tomava dois ou três meses, e, ao cabo desse tempo, a cera estava quase tão branca como a das abelhas domésticas. Usei velas feitas com essa cera e fiquei satisfeitíssimo; achei que sua luz era muito mais vermelha que a das excelentes velas que se vendiam no Rio de Janeiro, que davam muito mais fumaça e se derretiam rapidamente; devo acrescentar que a cera indígena, se bem que purificada, conserva um gosto amargo. É impossível dizer a que abelhas se deve a cera de Goiás, mas presumo que não provém de uma única espécie. Quanto a que a cera que se usa em todo o Brasil, vem da África; as velas feitas com essa cera é mal-modelada e tem uma coloração amarela, mas é dura e não se desfaz com o calor, mesmo quando se trabalha fora ou em ranchos abertos.

Assim como Anchieta, Saint'Hilaire faz também o relato de um caso de envenenamento por consumo de mel:

Firmino (o tropeiro dele), segundo seus hábitos foi procurar mel selvagem nos campos. Encontrou no chão uma colméia de abelhas negras e voltou para casa com um grande vaso cheio de mel de gosto acre detestável. Parece que ele bebeu muito dele, teve vômitos, e quando chegamos ao Rio dos Pilões, estava pálido e impossibilitado de andar. Paramos pela segunda vez e, algumas xícaras de chá, em pouco, curaram o doente.

Mas o próprio Saint'Hilaire acabou intoxicando-se com mel silvestre e quase morreu. Junto com mais quatro companheiros, às margens do arroio Guarapuitá, no Rio Grande do Sul, ingeriu mel colhido numa colméia de vespas selvagens, desenvolvendo forte intoxicação. O texto descreve que foram oito horas de martírio, com delírios e uma desesperadora cegueira que, por sorte, desapareceu. Depois disso, Saint'Hilaire atendeu ao pedido de D. Pedro I, que sugeriu sua volta para a França. A volta ocorreu em agosto de 1822.

Acredita-se que os jesuítas foram os responsáveis pela introdução da produção de mel no Brasil durante suas missões colonizadoras pela região Sul, no século XVIII. Com a expulsão desses padres da região, as abelhas teriam se espalhado pelas matas. O padre jesuíta Antonio Aureliano, no ano de 1839, importou várias colméias de Portugal e instalou-as no Rio de Janeiro. Já em 1841, existiam mais de duzentas colméias na Quinta Imperial. Em 1845, imigrantes alemães trouxeram algumas espécies de abelhas, e foram pioneiros na apicultura na região Sul.

Depois, Frederico Augusto Hannemann trouxe as abelhas européias para o Brasil (considerado o "pai das abelhas" no Brasil), tendo, então, difundido a apicultura entre 1853 até 1912, na sua Fazenda Abelina, no município de Rio Pardo, no Estado do Rio Grande do Sul. As colméias foram colocadas em grandes parreirais, e por muitos anos a famosa fazenda produziu excelente mel e finos vinhos. Antes da chegada e do trabalho de Hannemann, a produção de mel se fazia unicamente com abelhas nativas, mas a maior capacidade de produção das abelhas européias fez com que aquela atividade caísse em quase total esquecimento. Em 1895, o padre Amaro Van Emelen trouxe abelhas da Itália para Pernambuco.

No ano de 1906, Emílio Schenk também importou abelhas, porém vindas da Alemanha. Depois disso, durante mais de um século, a apicultura no Brasil foi se desenvolvendo, principalmente nos Estados do Rio Grande do Sul, Santa Catarina e Paraná, e mais tarde em São Paulo e no Rio de Janeiro.

No século passado, a apicultura e a produção de mel no Brasil destinaram-se ao atendimento do mercado interno e à exportação; antes, era uma atividade voltada apenas para as necessidades domésticas e do homem do campo.

A partir da segunda metade da década de 1950, a apicultura brasileira passou por uma forte experiência, quando Warwick Estevan Kerr, com o apoio do

Ministério da Agricultura, trouxe abelhas africanas, de maior capacidade de produção, e mais resistentes a doenças, para incrementar a produção nacional.

O governo brasileiro, comparando a produtividade, a rusticidade e a agressividade das abelhas africanas em relação às européias e seus híbridos, selecionou, então, a abelha africana, considerada mais apropriada às condições do país. O problema foi que as abelhas africanas mostraram-se bastante agressivas, e diversos acidentes, incluindo muitas mortes, ocorreram. Depois houve uma miscigenação entre as abelhas africanas e italianas, o que atenuou a agressividade das primeiras. Por conta disso, hoje temos abelhas africanizadas com grande produtividade, sendo as espécies mais utilizadas pelos apicultores brasileiros.

Algumas palavras sobre a prática da apicultura

A apicultura é uma prática que pode ser exercida tanto por técnicos altamente treinados no mundo da ciência, quanto por pessoas simples. O que notamos, contudo, é que existe uma condição essencial para essa prática, que é a harmonia com as abelhas e com a natureza. É possível, obviamente, uma apicultura técnica; no entanto, quando o apicultor desenvolve um estado de espírito apropriado, é mais bem-sucedido, pois as abelhas parecem "sentir", e assim se cria uma relação de harmonia e identificação entre o criador e essa singelas criaturas.

As abelhas são seres muito especiais, ultra-sensíveis, com os quais precisamos nos identificar para aprender "coisas" com elas. Percebo claramente um tipo característico de relação harmônica entre apicultores e suas abelhas, principalmente aqueles experientes.

É muito comum que quem se dedica à prática da apicultura seja alguém identificado com os valores mais essenciais da vida – geralmente os mais simples – como condição *sine qua non* para o sucesso no manejo com as abelhas. A apicultura pode ser vista como uma atividade comercial, mas entendemos que ela é muito mais que isso.

A exigência de uma grande dose de sensibilidade, percepção das leis naturais, equilíbrio interior, etc, faz a diferença entre os diversos tipos de apicultores. Mesmo existindo uma apicultura já cientificamente estruturada, inclusive acadêmica, o manejo com as abelhas e seu mundo notável tem muito mais a nos ensinar do que os livros e cursos disponíveis sobre o assunto. E os verdadeiros apicultores sabem disso.

CAPÍTULO III

CURIOSIDADES SOBRE O MEL

O mel na poesia e nas artes em geral

Por sua singeleza e delicado sabor, o mel aparece em citações e em milhares de poemas e músicas, e é utilizado metaforicamente em muitos textos e livros famosos, como referência à doçura e à alegria. Desde os tempos antigos, o mel inspira os poetas e os amantes.

Alguns poemas e músicas relacionados ao mel conhecidos no Brasil:

Mel

de Antonio Carlos Tórtoro, em homenagem póstuma à jovem Melina Figueiredo Nalini

Mel, muito mel,
doce Melina!

Menina mel,
abelhinha.
Deixa a colméia maior,
e a idéia
de que vale a pena
viver.

Mel, somente mel,
Linda Melina !
Menina quase moça,
passarinho.
Deixa o ninho maior
com carinho
de quem a viu
crescer.

Fiel, muito fiel...
Adeus, Melina !
Anjo fiel,
estrelinha.
Deixa o planeta pior,
mas a idéia ainda se aferra:
Vale a pena viver,
ser e morrer...
aqui na Terra.

Verde, que quero verde

de Wanderlino Arruda

De luz,
muita luz,
Deus fez os céus, o verde e o azul.
De intensa luz,
infinitas luzes,
Deus criou o róseo,
o lilás, o índigo,
muito de aurora e crepúsculo.
Branco,
branquinho sem sombra,
vermelho, bege, amarelo,
ouro novo, ouro velho
surgiram da madrugada azul
em início de clarear sem nuvens.
De favos do mel celeste,
ganhamos cobalto, cinza, goiaba,
muito de topázio e laranja.
Do hálito de uma manhã-neblina,
fruímos, do verde, quarenta tons:
verde musgo, verde espiga, verde mar,
limão verde, verde cana,
ondas verdes de verdes mares.
Mil verdes de mil florestas,
azuis de mil montanhas,
verdes de prados verdejantes

como apreciava o salmista.
Vejo azuis e verdes,
verdes iluminados de azuis:
safiras, esmeraldas, turquesas,
doce olhar de brilho verde
em mil sentimentos de amor!

Mitologia

de Carlos Arantes

A ira de Vulcano precipitando no céu
O néctar de Vênus precipitando o mel
O vinho de Baco precipitando em fel
As curvas de Afrodite precipitando o cio
A pressa de Mercúrio em atravessar o rio
Pra dizer que eu te amo
Mesmo em Plutão
Planeta frio.

A primeira substância adoçante

O mel foi a primeira substância adoçante conhecida na Antiguidade. Não foi muito utilizado como adoçante no Oriente, mas foi o principal recurso para adoçar os alimentos e bebidas na Europa até o século XVI, quando só então o açúcar de cana se popularizou, pelas facilidades de transporte a armazenamento. No começo, o açúcar era o mascavo, passando depois para o cristalizado granulado. Mas, apesar da praticidade do açúcar, não se igualou ao delicado sabor do mel, que ainda é muito consumido no mundo inteiro.

O significado de lua-de-mel

A lua-de-mel tem origem nas tradições germânicas, segundo as quais era costume se casar na lua nova, quando os noivos bebiam uma mistura de água com mel para proporcionar felicidade e fertilidade. Há historiadores, contudo, que afirmam ser o termo originário de Roma, onde os casamentos eram preferencialmente realizados na lua quarto crescente ou na lua cheia, de modo a favorecer a fecundidade; nessa ocasião, os convidados para o casamento pingavam gotas de mel na porta de entrada da casa dos noivos para atrair bons eflúvios e favorecer uma "vida doce".

Outros autores apontam a Grécia como origem do termo, pois existia a tradição de que os casais recém-casados deveriam consumir a bebida fermentada de mel, o hidromel, durante o primeiro ciclo lunar após as bodas, de modo a gerar um filho varão.

O mel mais caro do mundo

O *Life Mel Honey*, vendido na Harrods, em Londres, é considerado o mel mais caro do mundo, pois um pote com 120 gramas custa, aproximadamente, 80 dólares. O motivo para esse valor exorbitante é que esse mel, que não é produzido na Inglaterra, mas em Israel, é produzido por abelhas que têm uma dieta especial, na qual se inclui ginseng siberiano e equinácea, o que confere um sabor bem forte e marcante ao mel, que é isento de quaisquer aditivos artificiais ou poluentes.

É necessário o néctar de meio milhão de flores para fazer somente meio litro de mel.

O misterioso e exótico hidromel

Hidromel é uma bebida alcoólica fermentada à base de mel e água. É considerada a bebida alcoólica mais antiga do mundo, anterior mesmo ao vinho e à cerveja, consumida desde a Antiguidade. Os dados históricos mostram que o homem do período neolítico já fabricava o hidromel. Tanto Aristóteles quanto Heródoto e outros gregos relatam que o hidromel era o precioso "néctar dos deuses". Nos textos gregos antigos, a preciosa bebida estava também sempre presente nos festejos, e era fornecida aos nubentes em lua-de-mel, pois era considerado afrodisíaco.

Na Grécia clássica, o hidromel tinha o nome de *melikraton*. Segundo Plínio, Aristeu foi quem criou a primeira fórmula do hidromel. Na Roma antiga, recebia o nome de *agua mulsum*, que possivelmente era uma variante feita com vinho de uva adoçado com mel.

O hidromel aparece também em outras culturas antigas como a dos celtas, saxões e vikings. Assim como na mitologia grega, a bebida é apontada como a favorita dos deuses na mitologia nórdica, sendo a beberagem favorita do deus Odin.

Também os maias, incas e astecas produziam uma bebida feita com mel fermentado, que era muito apreciada, e ingerida principalmente em rituais religiosos.

Segundo o monge Adam Kehrle, da Abadia de Buckfast, Inglaterra, na sua obra *Ma Méthode d'Apiculture,* houve uma época em que o hidromel era até mais apreciado que o vinho, servido sempre aos hóspedes da casa, nas refeições festivas, ou entre amigos, no inverno, à luz de velas, junto ao fogo aconchegante de uma lareira.

Na famosa obra *O Senhor dos Anéis*, no poema Namárië (O lamento de Galadriel), é feita uma referência ao hidromel, ou *miruvórë*, o nome da bebida na linguagem élfica.

Receita clássica de hidromel

Nesse caso, não é bem o vinho de mel, mas a cerveja de mel, que também é chamada de hidromel. O vinho requer uma elaboração mais longa e muito delicada. Quem quiser produzir o charmoso hidromel deve saber que essa bebida oferece um grau de dificuldade relativa, mas os resultados são geralmente compensadores.

Algumas regras são essenciais para a produção de um bom hidromel: usar somente mel de muito boa qualidade, não fermentado e não cristalizado; utilizar uma água de excelente qualidade e grande grau de pureza, preferencialmente uma água mineral não ácida. Evitar a água de torneira clorada comum e a água de poço comum ou artesiano; usar leveduras (fermentos) apropriadas ao hidromel, que pode ser o conhecido fermento biológico Fleishmann (o químico, pó Royal, não serve). Cuidado, pois fermento utilizado em demasia deixa gosto no hidromel. A seguir, uma receita fácil:

Hidromel

Ingredientes:

Mel puro
(de preferência retirado de favos ou de opérculo)
Água
Fermento biológico

Preparo:

Primeiramente, é preciso preparar o mosto, que é uma mistura composta 80% por água e 20% por mel. Essa mistura deve ser fervida até surgir espuma na superfície, que deve ser retirada com escumadeira ou artefato similar. Depois, desligar o fogo e deixar esfriar. Enquanto isso, preparar uma mistura de água, mel e fermento, na proporção de 5 gramas de fermento por litro de mosto, que deve ser misturada a ele enquanto estiver morno (evitar acrescentar ao mosto quente). Depois, o produto deve ser engarrafado para fermentar, quando o açúcar será transformado em gás carbônico e álcool.

É preciso ter cuidado, pois o gás carbônico deve sair, mas o oxigênio deve ser impedido de entrar no recipiente. O recurso é confeccionar uma válvula, fazendo um furo na tampa do recipiente e passando por este uma pequena mangueira, tubo plástico ou similar, bem vedado. Uma das pontas da válvula fica dentro da garrafa, e a outra, tapada com um algodão, ou colocada num recipiente com água e sal.

Deixar fermentar por aproximadamente uma semana, cuidando para ver se o algodão permanece no local, uma vez que o gradiente de pressão é grande. Se o algodão sair, será necessário colocar outro. No caso de se utilizar novamente o recipiente com água, deve-se ter o cuidado de evitar contaminações e presença de insetos. Depois disso, o produto deve ser peneirado e, novamente, engarrafado, dessa vez bem tapado, e colocado na geladeira. Esse produto já é o hidromel, que deve, a essa altura, ter um teor alcoólico em torno de 12 graus, segundo a quantidade de fermento e do tempo de fermentação.

Hidromel suave sem álcool

Receita muito fácil, para a produção de um hidromel simples, não alcoólico, próprio para crianças e abstêmios, praticamente um refresco.

Hidromel sem álcool

Ingredientes:

1 litro de água mineral
1 xícara de mel puro
1 limão fatiado
Suco de meio limão

1/2 colher de chá de noz-moscada em pó
Uma pitada de sal

Preparo:

Colocar para ferver a água, o mel, o limão fatiado e a noz moscada. Quando iniciar a fervura, baixar o fogo e, com uma colher de pau, ir retirando a espuma ou nata que for surgindo. Quando não houver mais formação da espuma, acrescentar uma pitada de sal e o suco de limão. Coar e deixar esfriar. Guardar na geladeira e servir gelado.

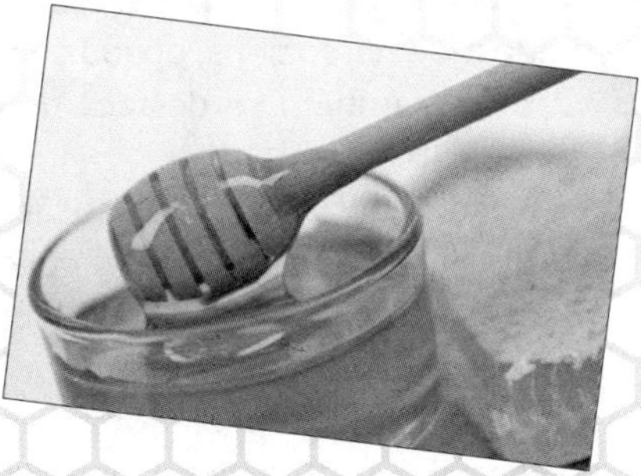

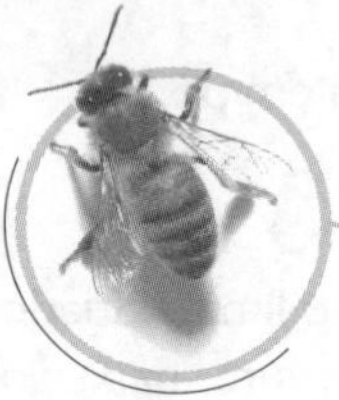

CAPÍTULO IV

A PRODUÇÃO MUNDIAL DE MEL

Os maiores produtores mundiais de mel são, por ordem, a China, os Estados Unidos, a Argentina, o México, o Canadá e o Brasil, ocupando o sexto lugar. Estima-se que a produção mundial de mel durante o ano de 2001 foi de, aproximadamente, 1.263.000 toneladas, tendo a China, sozinha, produzido 256 mil toneladas. O Brasil também se destaca no cenário mundial de produção de mel.

Segundo os dados do IBGE, a produção de mel em 2000 no Brasil foi de 21.865.144 quilos, com um faturamento de R$ 84.640.339,00. Entre janeiro e julho de 2002, o Brasil exportou 10.615 toneladas de mel, mas há projeções que apontam que o mercado internacional poderá absorver 170 mil toneladas por ano de mel brasileiro. Em 2004, foram produzidas 32 mil toneladas, aumentando em 2006, e gerando uma receita de 360 milhões de dólares. O clima tropical brasileiro é muito propício a uma diversidade biológica de flora, aliado à presença da abelha africanizada, fatores que permitem grande atividade apícola, com tendência a aumentar. Hoje, a apicultura é praticada em proporções variadas em todos os Estados do Brasil. Os principais compradores de mel do país são a Alemanha, a Espanha, o Canadá, os Estados Unidos, Porto Rico e México. A Alemanha é o maior importador de mel do mundo, com 88.958 toneladas importadas em 2004.

Produção Mundial de mel em mil toneladas, de 1998 a 2001

Continente/País	1998	1999	2000	2001
Ásia	401	435	457	465
China	211	236	252	256
América do Norte e Central	218	201	208	205
Canadá	46	37	31	32
Estados Unidos	100	94	100	100
México	55	55	59	56
América do Sul	109	133	141	131
Argentina	75	93	98	90
Brasil	18	19	22	20
Europa	291	293	286	288
União Européia	109	117	112	111
Oceania	31	29	29	29
Austrália	22	19	19	19
Total	1188	1232	1265	1263

Fonte: Braunstein-EMBRAPA, 2002

O consumo de mel no mundo

Segundo a revista Sebrae Agronegócios, de maio de 2006, o consumo anual de mel por habitante de alguns países é o seguinte:

1° lugar: Suíça, com 1,5 quilo
2° lugar: Alemanha, com 960 gramas
3° lugar: EUA, com 910 gramas

Apesar de ser o sexto maior exportador mundial de mel, no Brasil o consumo do produto é de cerca de 300 gramas *per capita* por ano, muito distante dos primeiros consumidores mundiais.

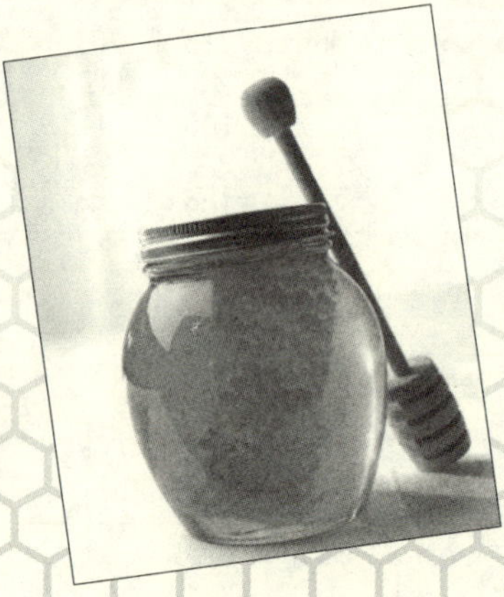

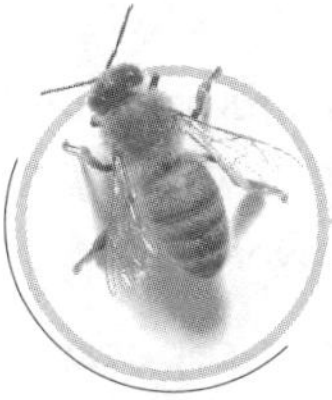

CAPÍTULO V

O MEL, A ALIMENTAÇÃO, A MEDICINA E A SAÚDE

"Fazei do alimento o vosso remédio."
Hipócrates, o Pai da Medicina

Dentre todos os alimentos, o mel é aquele que mais cumpre a máxima de Hipócrates, pois, além de alimento, é um formidável remédio. Muitos escritos antigos comprovam que os babilônios usavam o mel tanto como alimento quanto como recurso medicinal. Há diversos textos que indicam o mel na composição de poções e misturas medicinais, e o seu uso direto para cicatrizar feridas de diversos tipos.

No livro bíblico *Provérbios*, o mel é mencionado várias vezes como um medicamento natural, o que demonstra que, assim como os babilônios, os antigos hebreus também já utilizavam o mel não só com fins alimentares mas também terapêuticos:

"Palavras agradáveis são como favos de mel: doces para a alma e Medicina para o corpo."

Provérbios 16:24

Por causa de suas propriedades antissépticas, o mel sempre foi, no passado, um dos meios preferidos, entre muitos povos, para a preservação de alimentos especiais. No México ele é usado há muito para preservar cogumelos que contêm psilocibina.

Características do mel e sua notável composição

A composição do mel é complexa e varia em função do tipo de abelha, das plantas de cujas flores é extraído o néctar, e de acordo com a localização geográfica dessas plantas, o que produz, também, diferentes consistências e cores no produto. Mas, de modo geral, os méis são constituídos, em sua maioria, de cerca de 75% de carboidratos (açúcares simples como glicose e frutose) e de 25% de água, minerais, aminoácidos, ácidos orgânicos (acético, cítrico e outros), vitaminas do complexo B e vitaminas C, D e E. O mel possui, ainda, um teor considerável de antioxidantes, como flavonóides e corpos fenólicos.

A seguinte tabela, publicada pela EMBRAPA (Empresa Brasileira de Pesquisa Agropecuária), aponta a composição básica do mel:

Composição básica do mel

Componentes	Média	Desvio padrão	Variação
Água (%)	17,2	1,46	13,4 - 22,9
Frutose (%)	38,19	2,07	27,25 - 44,26
Glicose (%)	31,28	3,03	22,03 - 40,75
Sacarose (%)	1,31	0,95	0,25 - 7,57
Maltose (%)	7,31	2,09	2,74 - 15,98
Açúcares totais (%)	1,50	1,03	0,13 - 8,49
Outros (%)	3,1	1,97	0,0 - 13,2
pH	3,91	-	3,42 - 6,10
Acidez livre (meq/Kg)	22,03	8,22	6,75 - 47,19
Lactose (meq/Kg)	7,11	3,52	0,00 - 18,76
Acidez total (meq/Kg)	29,12	10,33	8,68 - 59,49
Lactose/Acidez livre	0,335	0,135	0,00 - 0,950
Cinzas (%)	0,169	0,15	0,020 - 1,028
Nitrogenio (%)	0,041	0,026	0,00 - 0,133
Diastase	20,8	9,76	2,1 - 61,2

Fonte: Embrapa

A seguinte tabela, também publicada pela EMBRAPA, aponta a composição nutricional do mel, comparada às necessidades humanas diárias:

Nutriente	Unidade	Quantidade de 100g de mel	Ingestão diária recomendada
Energia	Caloria	339	2800
Vitaminas:			
A	U.I	-	5000
B1	mg	0,004 - 0,006	1,5
Complexo B:			
Riboflavina	mg	0,02 - 0,06	1,7
Niacina	mg	0,11 - 0,36	20
B6	mg	0,008 - 0,32	2
Ácido o pantotênico	mg	0,02 - 0,11	10
Ácido fólico	mg	-	0,4
B12	mg	-	6
C	mg	2,2 - 2,4	60
D	U.I	-	400
E	U.I	-	30
Biotina	mg	-	0,330

Fonte: Embrapa

Os componentes do mel

Açúcares

Os principais açúcares presentes no mel são os monossacarídeos frutose e glicose (80% da quantidade total de hidratos de carbono), e os dissacarídeos sacarose e maltose (10% dos açúcares totais). Alguns tipos mais raros de mel apresentam açúcares incomuns, como isomaltose, nigerose, leucarose e turanose.

A concentração de açúcares do mel é responsável por suas diversas propriedades físicas, tais como densidade, viscosidade, higroscopicidade, capacidade de cristalização e valores calóricos.

Por causa de seu teor de açúcares simples, de assimilação rápida, o mel é altamente calórico, com valor energético de cerca de 3,4 kcal/g, o que o torna uma rica fonte de energia.

O mel é mais calórico que o açúcar?

Há divergências entre vários autores sobre o teor de calorias do mel quando comparado ao açúcar branco. Algumas publicações norte-americanas sugerem que, comparando-se volumes iguais de mel e açúcar, o mel seria mais calórico, ou seja, em uma colher de sopa de mel haveria 64 calorias, ao passo que numa mesma medida de açúcar, apenas 46 calorias. Nesse caso, a informação pode dar a entender que o mel engorda mais que o açúcar, mas o raciocínio correto não é esse. O teor de carboidratos do mel pode variar de país para país, segundo as técnicas apícolas e outros fatores, como o tipo de alimento das abelhas. A informação acima talvez tenha se fundamentado na análise do mel de alguma região em que possivelmente as abelhas tenham sido alimentadas com caldas de açúcar, o que é uma prática comum, principalmente em regiões de inverno gelado, o que torna o mel mais rico em dissacarídeos.

Já a EMBRAPA apresenta uma tabela de composição do mel brasileiro com uma informação diferente, segundo a qual o açúcar branco é mais calórico que o mel:

Tabela de comparação de calorias do mel com outros alimentos:

Alimento	Quantidade de calorias / kg
Açúcar branco	4.130
Mel de abelha	3.395
Ovos	1.375
Aves	880
Leite	600

Fonte: Embrapa

Na tabela, 1 quilo de açúcar contém 4.130 calorias, enquanto 1 quilo de mel, apenas 3.395. A confusão pode ser explicada, também, pelo fato de a medida "uma colher de sopa" ser imprecisa, principalmente pelo fato de o mel ser pastoso ou líquido, enquanto o açúcar é granulado e seco, e, por isso, ocupa volumes diferentes na colher, o que pode interferir na análise. Melhor é seguir os números da EMBRAPA, que são mais precisos.

O mel oferece menos riscos de engordar ou de prejudicar diabéticos do que o açúcar. Ele é constituído, na maior parte, de açúcares primários, como frutose e glicose, com quantidades reduzidas de sacarose, o que favorece sua digestão e biodistribuição. Nesse caso, o mel é melhor para atletas, mas certamente não é recomendável em grandes quantidades para diabéticos ou para aqueles que querem perder peso.

Água

A quantidade de água presente no mel é uma das características mais importantes, influenciando também diretamente no sabor, viscosidade, peso específico, maturidade, cristalização e conservação. O conteúdo de água do mel pode variar de 15% a 21%, sendo normalmente encontrados teores de 17%. A água presente no mel apresenta grande interação com as moléculas dos açúcares, o que limita a ação dos microorganismos, mas, quando o mel apresenta teores mais elevados de água, tende a fermentar por causa da ação das leveduras. Há méis mais carregados de água, os chamados "verdes", que são colhidos de favos que não tiveram seus alvéolos devidamente operculados pelas abelhas, e que podem ter quantidade de água acima de 20%, uma ocorrência comum quando o apiário se localiza em região com elevada umidade relativa do ar.

Vitaminas

O mel, em geral, apresenta concentrações ínfimas de vitaminas, tais como: B1, B2, B3, B5, B6, B8, B9,

C e D, sendo facilmente assimiláveis pela associação com outras substâncias como carboidratos, sais minerais, oligoelementos, ácidos orgânicos e outros. Também, a manipulação excessiva do mel pode reduzir seu conteúdo de vitaminas, menos de vitamina K. Há estudiosos, como Kitzes, que afirmam ser a filtração um fator redutor do mel, e o pólen, o responsável pela presença de vitaminas no produto.

Minerais

Na maior parte dos méis conhecidos, os minerais, os elementos químicos inorgânicos, estão presentes numa concentração que se aproxima de 0,5% dos componentes totais. Entre os minerais encontrados no mel estão: cálcio, magnésio, cobre, ferro, zinco, potássio, manganês, cloro, fósforo, boro, silício, sódio, enxofre, nitrogênio, iodo, rádio, estanho, ósmio, alumínio, titânio e chumbo. Esses elementos estão sempre presentes em pequenas e variáveis quantidades, dependendo do tipo de mel, florada, tipo de abelha, etc, o que torna difícil a elaboração de uma tabela geral. A quantidade de ferro do mel é equivalente à contida no leite materno e no leite das vacas.

Enzimas

Enzimas são fermentos ativos secretados pelas abelhas para realizar várias e complicadas transformações químicas no néctar, de modo a produzir o mel. Resulta disso que o mel contém enzimas, mas em pequenas quantidades, não o suficiente para atuar quimicamente no organismo humano, embora produzam alguma influência. As enzimas mais comumente encontradas no mel são a invertase, a diastase e a fosfatase, além da catalase, glicose-oxidase, alfa-glicosidase, peroxidase, lipase, amilase, fosfatase ácida e inulase.

A invertase atua sobre a sacarose do néctar, "invertendo" esta nos açúcares mais simples, glicose e frutose, até o amadurecimento total do mel, realizando uma forte concentração por redução da sacarose. Essa enzima permanece no mel conservando sua atividade por algum tempo, mas pode ser inativada pelo aquecimento do mel; de qualquer modo, mesmo assim, o conteúdo da sacarose do mel nunca chega a zero.

Sobre a enzima diastase, ainda não são conhecidas todas a suas funções no metabolismo das abelhas e na produção do mel, mas acredita-se que ela seja responsável pela quebra do amido presente no néctar, podendo estar envolvida com a digestão do pólen. A fosfatase e a catalase atuam na associação entre o açúcar e o álcool, sendo um dos fatores que auxiliam na desintoxicação alcoólica pelo mel.

A glicose-oxidase reage com a glicose formando ácido glucônico, o principal composto ácido do mel, e peróxido de hidrogênio, que atua protegendo o mel contra a decomposição bacteriana, até que seu conteúdo de açúcares possa realizar essa função.

O peróxido de hidrogênio (a popular "água oxigenada"), segundo White e colaboradores, é a principal substância antibacteriana do mel, cuja quantidade no produto depende tanto dos níveis de glicose-oxidase, quanto de catalase, que, por sua vez, é inibidora da produção do peróxido. As células de defesa humanas, como os macrófagos, por exemplo, dependem da sua produção particular de peróxido de hidrogênio (que gera oxigênio, que é capaz de destruir bactérias perigosas) para proteger o organismo; se o mel contém esse composto, então se torna um grande aliado na defesa orgânica quando consumido. Daí se dizer que o mel é um "antibiótico" natural.

Proteínas

Proteínas são nutrientes compostos por aminoácidos, e ambos estão presentes em pequenas quantidades no mel que, mesmo assim, é uma fonte de alguma importância, principalmente de aminoácidos. As proteínas do mel têm duas origens: vegetal e animal. A proteína vegetal é oriunda do pólen, e a animal é proveniente da própria abelha, como resultado das secreções das glândulas salivares, juntamente com produtos derivados da colheita do néctar ou da maturação do mel.

Dos 22 aminoácidos conhecidos, o mel, de um modo geral, contém 17, a saber:

ácido aspártico	ácido glutâmico	alanina
arginina	cisteína	fenilalanina
glicina	histidina	isoleucina
leucina	lisina	metionina
prolina	serina	tirosina
treonina	valina	

Dos aminoácidos do mel, a prolina é o mais importante e está presente em maior concentração, variando entre 0,2% e 2,8%. Juntamente com o conteúdo de água, o teor de prolina do mel é usado como um parâmetro de identificação da "maturidade" do produto. Um mel de boa qualidade, segundo os autores Von Der Ohe e Dustmann, deve conter, no mínimo, 200 microgramas por quilo.

Ácidos

Os ácidos orgânicos do mel são responsáveis por sua estabilidade e o protegem da ação degeneradora dos micróbios, representando, em média, 0,5% dos sólidos presentes no produto. O teor de ácidos do mel participa, também, na formação do sabor característico de cada tipo de mel. Foram encontrados 18 ácidos orgânicos no mel, entre eles: acético, butírico, lático, oxálico, fórmico, málico, succínico, pirúvico, glicólico, cítrico, butiricolático, tartárico, maléico, piroglutâmico, alfa-cetoglutárico, 2-fosfoglicérico, 3-fosfoglicérico, alfa- glicerofosfato, beta-glicerofosfato e vínico. Dentre esses ácidos, o ácido glucônico está presente em maior quantidade e está envolvido com as reações enzimáticas que acontecem durante o processo de amadurecimento. Os ácidos do mel provêm geralmente do néctar das flores, mas foram descobertos alguns que são produzidos pelas próprias abelhas.

Outros componentes

Os demais componentes da complexa composição do mel constituem aldeídos e álcoois, pigmentos e outros, que também contribuem para as diferenças entre os tipos de mel. Entre os pigmentos flavonóides, o mel contém os seguintes, em maior concentração: pinocembrina, pinobanksina, crisina, galangina e quercetina; em menores concentrações há: tectocrisina, quenferol e, em alguns méis, a pinocembrina. São os flavonóides os principais responsáveis pela coloração do mel, que lhe emprestam a cor geralmente amarelo-dourada.

O mel tem valor nutricional limitado?

Algumas publicações norte-americanas sugerem que o mel teria valor nutricional limitado, por possuir quantidades reduzidas de vitamina C e de vitaminas do complexo B, e que, por causa disso, o mel produziria um desequilíbrio de vitaminas no corpo. As vitaminas do complexo B são utilizadas no processo que converte os carboidratos e as gorduras em energia. Como o mel contém somente 3% da tiamina (a vitamina B1) e 6% da niacina (a vitamina B3), para converter seus próprios açúcares em energia cada porção de mel consumiria mais vitaminas do que a porção tem.

Entretanto, essa afirmação não procede, pelo seguinte: certamente, as vitaminas B1 e B3 participam do processo de conversão de carboidratos e gordura em energia, mas não são as únicas estruturas bioquímicas a fazê-lo; caso contrário, o metabolismo dos lipídios e carboidratos estaria seriamente comprometido. Os teores de tiamina e de niacina do mel não são sempre esses, variando segundo o tipo de abelha e de florada. Além disso, para transformar o açúcar em energia, o processo depende mais da concentração de carboidratos, que também varia segundo o mel.

Some-se a isso que a transformação de energia depende muito mais das enzimas do que das vitaminas, que funcionam apenas como cofatores no processo. Ainda pode-se acrescentar que os açúcares do mel são primários, como a glicose e a frutose, que se transformam muito mais facilmente em energia que a sacarose (que contém duas moléculas de glicose bem grudadas), o que exige a presença de menos vitaminas e enzimas. Mesmo que o raciocínio da publicação estivesse correto, ele só valeria se **todo** o carboidrato presente no mel fosse sacarose, o que está muito longe de ser verdade, conforme estamos mostrando. A publicação teria certa razão se o ser humano se alimentasse apenas e exclusivamente de mel, o que não é o caso.

Muitos outros alimentos amiláceos também têm elevado teor de carboidratos e pouca ou quase nenhuma vitamina do complexo B. A batata, por exemplo, apesar de ser uma fonte de vitaminas como B1, B2, B3 e B5, contém tanto açúcar (100 gramas de batata contêm quase 80% de carboidratos), que suas vitaminas também não seriam suficientes para converter todo o seu açúcar em energia, sendo necessário que o organismo lance mão de mais vitaminas e enzimas de suas reservas, assim como faz com o mel.

Vale citar que o caso mais alarmante é o do açúcar branco, que é 100% carboidrato e contém ZERO de vitaminas (e de quaisquer outros nutrientes). Sabemos que o açúcar é um antinutriente clássico, pois, além de não ter nenhuma vitamina, ainda exige – este sim, e de fato – o consumo de vitaminas de outros alimentos ou de reservas do organismo para se transformar em energia.

Na verdade, essas informações contrastam enormemente com o que os nutricionistas brasileiros e de outros países dizem. No site da EMBRAPA, o mais sério órgão oficial de pesquisa do governo brasileiro, há alguns trechos muito esclarecedores:

> *A utilização do mel na nutrição humana não deveria limitar-se apenas a sua característica adoçante, como excelente substituto do açúcar, mas principalmente por ser um alimento de alta qualidade, rico em energia e com e inúmeras outras substâncias benéficas ao equilíbrio dos processos biológicos de nosso corpo.*

E, no mesmo site, há a seguinte informação preciosa sobre o mel:

> *Com essa riqueza de elementos, os nutricionistas chegaram à conclusão que 1 quilo de mel puro equivale a:*
>
> - 9 quilos de cenoura!
> - 5,4 quilos de maçã!
> - 4 quilos de ameixa!
> - 2,6 quilos de carne de boi!

- 1,4 quilos de carne de porco!
- 4,2 quilos de uva!
- 3,6 quilos de ervilha!
- 1 quilo de nozes!
- 675 gramas de queijo!
- 40 laranjas!
- 21 bananas!

(Os pontos de exclamação são nossos!)

Certamente, o mel, embora seja um alimento de alta qualidade, apenas o seu consumo exclusivo, mesmo em grandes quantidades, não é suficiente para atender a todas as nossas necessidades nutricionais; porém, é um valioso complemento alimentar, obviamente a ser utilizado em menor quantidade por diabéticos e obesos (por causa de seu teor de calorias, que é bem próximo ao do açúcar branco), mas é excelente alimento suplementar para atletas e desportistas. O mel é um ótimo complemento alimentar, podendo ser usado na combinação com frutas, leite, iogurte, pães e biscoitos.

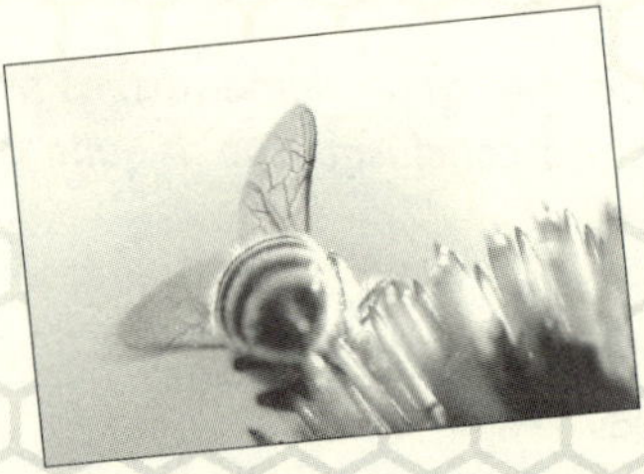

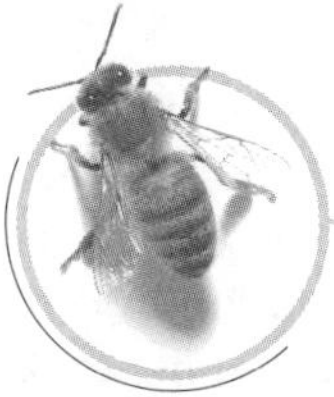

CAPÍTULO VI

OUTROS PRODUTOS FANTÁSTICOS DAS ABELHAS

Juntamente com o mel, as abelhas produzem outros importantes produtos, como a geléia real, a própolis, a cera e o pólen. Além disso, o veneno da abelha tem hoje largo emprego no tratamento contra dores agudas ou crônicas e em muitas doenças degenerativas. São tantos os efeitos medicinais dos produtos da abelha que há um ramo da terapêutica que utiliza apenas esses recursos, conhecido como *apiterapia*.

Geléia Real

É uma substância gelatinosa, de cor clara, produzida pelas glândulas hipofaríngeas das abelhas jovens, operárias, destinada à alimentação exclusivamente da rainha; a geléia real é fornecida às larvas por 3 dias aproximadamente, sendo dada também aos zangões no período inicial de suas vidas. Com esse alimento, a rainha tem energia suficiente para produzir ovos. A geléia real é muito rica em minerais, vitaminas, antioxidantes e princípios ativos. É muito utilizada na Medicina para tonificação do organismo, aumento da resistência imunológica, como auxiliar no tratamento do câncer e de muitas doenças degenerativas, além dos distúrbios endócrinos femininos. Tem fama de ser um afrodisíaco.

Própolis

É obtida pelas abelhas a partir de resinas retiradas principalmente de secreções de árvores, hastes das plantas, gomos, botões, etc. É utilizada pelas abelhas para vedar a colméia, de maneira a não entrar água, vento ou outro animal; serve também para mumificar outros insetos que penetrem na colméia. A própolis é útil ao ser humano por seus inúmeros efeitos medicinais, mas principalmente como bactericida, analgésico e antisséptico.

Cera

É produzida pelas glândulas do abdômen das abelhas operárias e utilizada para a construção dos favos. Ela é usada para fabricar velas de alta qualidade, pastas de polimento, e indispensável na indústria de componentes eletrônicos e na farmacêutica.

Pólen

É uma substância amarelada ou acinzentada, coletada das flores pelas abelhas operárias nas primeiras horas da manhã e transportada para o interior da colméia em forma de bolotas, depositadas no interior das células de armazenamento. É rico em substâncias gordurosas, minerais, vitaminas e enzimas. No pólen, existem todos os aminoácidos essenciais, carboidratos, lipídios, sais minerais, e as vitaminas B, C, D, E e H, além de muitas enzimas digestivas. Seu consumo por seres humanos tem efeito comprovado em casos de esgotamento nervoso e insônia, na melhora e prevenção da impotência e astenia sexual, proteção das funções gástricas e hepáticas, para melhorar o apetite, no crescimento infantil e no raquitismo.

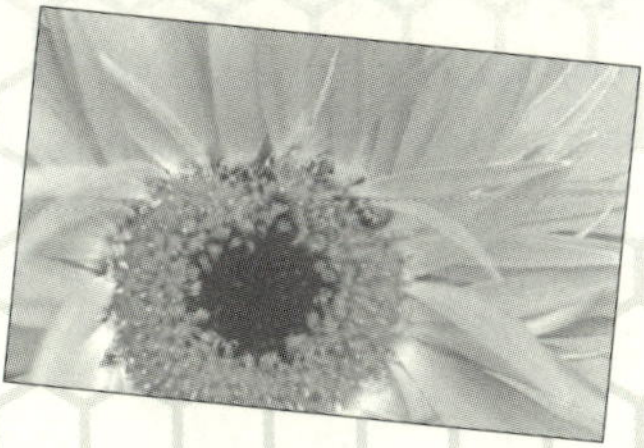

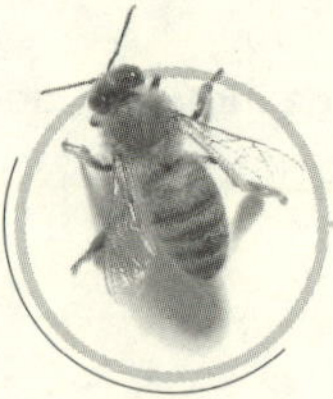

CAPÍTULO VII

AS NOTÁVEIS PROPRIEDADES MEDICINAIS DO MEL

Conforme visto até agora, o mel possui uma composição que o torna tanto um alimento quanto um remédio natural, rico em propriedades terapêuticas. Procuramos aqui apresentar o que se sabe popularmente sobre os efeitos medicinais do mel, consagrados ao longo de toda a história da humanidade, e o que a ciência comprova, de modo a que o leitor fique seguro quanto aos efeitos do mel; entretanto, assim como para qualquer produto ou substância destinada para fins medicinais, avisamos que se deve consultar um médico caso os sintomas persistam.

O que o conhecimento empírico e a literatura informam sobre o mel compõe um material muito vasto, mas, de um modo geral, o que há de registros sobre os efeitos terapêuticos e saudáveis do mel pode ser resumido no que se segue.

O mel:

- Ajuda a desintoxicar e favorece a digestão, sem sobrecarregar o organismo.
- É um dos melhores e mais eficientes recursos naturais contra os efeitos da gripe e dos resfriados.
- Adicionado à limonada quente ou a chás medicinais, age como osmótico hipertônico, o que significa que retira água do tecido inflamado, reduzindo o edema e o desconforto.
- Mata bactérias e ajuda a cicatrizar mais rapidamente cortes e feridas.
- É usado com sucesso como cicatrizante e antisséptico no tratamento de feridas, já havendo no mercado curativos impregnados com mel para o tratamento de feridas de difícil cicatrização.
- Por causa de suas qualidades adstringentes e suavizantes, é também utilizado largamente na cosmética, na produção de cremes, máscaras de limpeza facial, tônicos, etc.
- É ideal para o tratamento da prisão de ventre (constipação ocasional) por causa de sua elevada concentração de frutose. Além disso, a frutose não digerida serve como alimento para bactérias intestinais amigas, e a leve fermentação atrai água para o intestino grosso, produzindo efeito laxativo.
- Tem propriedades, atribuídas pela Medicina natural, como antianêmica, emoliente, antiputrefante, digestiva, laxativa e diurética.

- Participa da purificação do sangue, no que a circulação sanguínea é regulada e alimentada, com efeitos positivos sobre problemas capilares.
- É um tônico do estômago, pois não produz acidificação ou fermentação alcoólica, uma vez que a sua digestão é rápida.
- Ajuda a cicatrizar e a prevenir infecções em feridas ou queimaduras superficiais.

Além disso,

- Por seu elevado conteúdo de açúcar, retira das feridas a umidade de que as bactérias necessitam para sobreviver, bloqueando a passagem de contaminantes externos prejudiciais.
- Parece reduzir inflamações, estimular o fluxo sanguíneo e promover o crescimento de células epiteliais que revestem o interior do estômago e do intestino. Provou-se, inclusive, que o mel é capaz de destruir a *Heliobacter pylori*, a bactéria responsável pela maioria das úlceras.
- Cientistas constataram que os atletas têm melhor desempenho quando tomam um pouco de mel, por ser uma excelente fonte de energia.
- Por seu baixo custo relativo, pode ser a opção ideal em países sem acesso a medicamentos modernos para o tratamento de feridas.

- Na década de 1970, cirurgiões relataram que mulheres submetidas a cirurgias ginecológicas permaneciam internadas menos tempo e não apresentavam sinais de infecção quando as incisões eram cobertas com mel.
- São numerosos os relatos de que médicos populares, raizeiros e curandeiros usam o mel para tratar muitos distúrbios e doenças gastrintestinais. A ciência moderna comprova agora que eles estavam (e estão) certos.
- Cientistas concordam com o fato de que uma colher de mel é absolutamente benéfica para o corpo. Ele é facilmente digerível pelos estômagos mais sensíveis, porque as moléculas de açúcar do mel se transformam em outros tipos de açúcares.
- Na questão do controle do peso, também há novidades: descobriu-se que, quando o mel é misturado à mesma quantidade de açúcar e ingerido, há uma redução de 40% de calorias para o corpo. O mel dissolve-se muito rapidamente no sangue, penetrando no sistema circulatório em 7 minutos quando ingerido com água fresca, e em 20 minutos com água gelada.

Indicações medicinais clássicas do mel

1) Para pessoas sadias:

- Para facilitar a assimilação e a digestão de outros alimentos
- Para melhor rendimento, principalmente de atletas e desportistas em geral
- Para permitir maior resistência contra o cansaço físico e intelectual em ocasião de atividades intensas
- Para reduzir prováveis deficiências alimentares de aminoácidos, vitaminas e sais minerais
- Para fortalecer o organismo contra os efeitos do estresse

2) Para doentes, em casos de:

- Anemias
- Anorexia (perda crônica de apetite)
- Astenia (cansaço físico ou mental)
- Atraso de crescimento
- Bronquites
- Conjuntivites
- Deficiência constitucional infanto-juvenil
- Desnutrição infantil
- Emagrecimento
- Hipoglicemia

- Insônia
- Má dentição
- Nefrites
- Prisão de ventre
- Queimaduras (aplicação externa)
- Tosses
- Úlceras externas
- Úlceras gastrintestinais

Para esses casos, a quantidade diária de mel, nas situações em que precisa ser ingerido, é de uma a duas colheres de sopa, para adultos, e de uma a duas colheres de chá, para crianças. Variações devem ser orientadas por profissional ou pessoa experimentada no assunto, ou sob orientação de médico ou nutricionista. Deve-se ingerir o mel vagarosamente, aos poucos.

Explicações científicas dos efeitos medicinais e terapêuticos do mel

As numerosas propriedades medicinais atribuídas ao mel pela Medicina popular vêm sendo comprovadas por inúmeros trabalhos científicos, mas o seu poder antimicrobiano talvez seja seu efeito medicinal mais ativo (Sato et al, 2000), sendo que não apenas um, mas vários fatores, e suas interações, são responsáveis por tal atividade. Estudos realizados por Adcock (1962), Molan (1992) e Wahdan (1998) mostram que os responsáveis pela atividade antimicrobiana são os fatores químicos relacionados à presença de substâncias inibidoras, como o peróxido de hidrogênio e as substâncias voláteis, como os flavonóides e ácidos fenólicos; e os fatores físicos, como sua alta osmolaridade e acidez.

As propriedades antibacterianas do mel também foram amplamente confirmadas em diversos trabalhos científicos, como de White e Subers, 1963; White, Subers e Schepartz, 1966; Smith et al, 1969; Dustmann, 1979; Molan et al, 1988; Allen et al, 1991; Cortopassi-Laurino & Gelly, 1991), como também sua ação fungicida (Efem et al, 1992), cicatrizante (Bergman et al., 1983 e Efem, 1988; Green, 1988 e Gupta et al, 1993) e promotora da epitelização das extremidades de feridas (Efem, 1988).

Stonoga e Freitas, em 1991, apontaram as propriedades antissépticas e antibacterianas também atribuídas ao mel, confirmando que o produto pode ser utilizado como coadjuvante na área terapêutica em diversos tratamentos profiláticos.

Obviamente, os diferentes tipos de mel apresentam poder antimicrobiano variável, em dependência da sua composição. Nesse aspecto, Wilkins et al, em 1995, informaram o mundo científico de que os méis de manuka (produzido na Nova Zelândia a partir das flores da árvore de mesmo nome) e de viperina

(*Echium vulgare*) são os de maior potencial terapêutico como antibiótico natural, apresentando alta atividade antimicrobiana, segundo os autores, por causa da presença de alguns tipos de ácidos.

Mais recentemente, estudiosos têm atribuído ao peróxido de hidrogênio e à própolis, ambos presentes no mel, a responsabilidade pelas propriedades antibióticas do produto, obviamente aliados aos demais componentes já descritos.

A Itália e a França já vêm trabalhando na produção de mel com objetivo terapêutico específico, principalmente em casos de úlceras e distúrbios gástricos e problemas respiratórios, segundo Yaniv & Rudich, desde 1996.

Estudos realizados na Índia mostram que queimaduras cobertas com mel são curadas mais rapidamente e com menos dor e cicatrizes do que queimaduras tratadas com medicamentos convencionais.

Outro estudo nos Estados Unidos apontou que o mel é útil também no tratamento de distúrbios dos olhos, como conjuntivite e queimaduras químicas. A pesquisa testou uma pomada de mel em mais de cem pacientes com distúrbios dos olhos, que não respondiam a tratamentos convencionais, e constatou melhora em 85% dos casos. A Medicina popular usa aplicar o mel nos olhos como recurso para diversos problemas oculares, principalmente em irritações; isso causa uma rápida sensação de ardência e vermelhidão, mas não produz outros efeitos colaterais. Em todo caso, quaisquer aplicações de produtos nos olhos, mesmo naturais, devem acontecer sob orientação médica.

Tratamento e prevenção da catarata

Durante a Conferência Mundial de Apicultura, realizada de 20 a 26 de setembro de 1993, na China, foram discutidos tratamentos com os derivados do mel, geléia real, pólen e própolis, que mostraram capacidade de curar doenças. Durante o evento, um médico romeno declarou que ele usava o mel para tratar pacientes com catarata, e que 2094 pacientes recuperaram-se completamente do problema. Também, na ocasião, médicos poloneses relataram curas de muitos pacientes com o uso da resina da abelha.

Importante estudo comprova ação antitussígena do mel

Comprovando a tradição antiga, cientistas da Universidade Estadual da Pensilvânia, EUA, realizaram um estudo que sugere ser o mel um grande remédio para tosse. O estudo, publicado na revista especializada *Archives of Pediatric and Adolescent Medicine*, analisou 105 crianças entre 2 e 18 anos com tosse forte e freqüente durante a noite. Os participantes foram divididos em três grupos. As crianças do primeiro grupo tomaram uma colher de mel, as do segundo, uma colher de xarope industrializado à base de dextrometorfano (DM), substância encontrada em vários xaropes existentes no mercado, e o terceiro, um medicamento placebo (composto falso, sem ação medicinal). Todas as doses foram administradas pelos pais 30 minutos antes de as crianças irem para a cama. Segue a informação:

> *Os cientistas observaram que as crianças que haviam tomado o mel apresentaram uma melhora significativa na tosse noturna. Um alívio dos sintomas também foi verificado no segundo grupo, porém não tão expressivo quanto no primeiro. As crianças que haviam tomado o placebo não apresentaram melhoras. Ian Paul, professor de Pediatria e líder do estudo, disse que a pesquisa vem se somar à crescente literatura médica que questiona o uso de xarope à base de dextrometrorfano em crianças.*

Os pesquisadores afirmam que componentes encontrados no mel, por ser também um líquido viscoso e açucarado, matam micróbios e atuam como antioxidantes. Talvez por isso, concluem, o mel seja reconhecido há séculos por suas propriedades terapêuticas. A posição final a que chegaram com o estudo é que o mel é uma alternativa segura, legítima e barata para o tratamento da tosse infantil.

No tratamento do câncer

Há trabalhos recentes na Alemanha que mostram resultados positivos relacionando o consumo do mel nos casos de câncer: uma solução 100 gramas de mel em 500 ml de água, que vai sendo tomada aos poucos durante todo o dia, aliviou as dores e desconfortos provocados pela doença.

Nas doenças hepáticas

Também há estudos que mostram que as matérias açucaradas presentes no mel desempenham um papel importante no tratamento das doenças do fígado. Mas deve-se procurar, ao mesmo tempo, ministrar vitaminas e alimentos ricos em albumina.

Nas doenças circulatórias

O mel tem sido utilizado como importante auxiliar no tratamento moderno das doenças da circulação, também com bons resultados nos casos de nervosismo, estresse, indigestão, e na recuperação de convalescentes.

Uma arma contra a difteria

Cientistas norte-americanos descobriram que o mel puro exerce considerável proteção orgânica contra os bacilos da difteria. O mel natural também produz barreiras contra os germes patogênicos piógenos (produtores de pus), como as bactérias do grupo colitífico e os germes formadores de pigmentos e de esporos.

Os tipos de mel e suas propriedades medicinais específicas

O mel transmite ao homem os princípios ativos contidos nas flores, segundo as propriedades e efeitos medicinais das respectivas plantas. Como vimos anteriormente, o mel pode ser produzido como resultado da mistura de néctar de muitas flores (plurifloral), ou de apenas um tipo (monofloral), mas, rigorosamente, é praticamente impossível um mel oriundo de apenas um tipo de flor, sendo que o comum é haver prevalência de um tipo de flor, quando a oferta de determinada flor é maior para as abelhas. Mas é importante saber que as abelhas não escolhem a flor a ser visitada, e que um mel classificado como de uma florada (macieira, por exemplo) é produzido por causa da presença de maior quantidade e oferta de uma flor de planta mais marcante e proeminente numa região.

Portanto, podemos concluir que qualquer mel é quase sempre multifloral, mas com maior concentração da florada mais abundante na região (até um raio de 10 quilômetros em torno das colméias). Por isso, é muito comum a apicultura itinerante, principalmente com propósitos medicinais, quando os técnicos instalam colméias em monoculturas vastas, como macieiras, laranjeiras, cajueiros, etc. Nesses casos, é mais seguro que o mel seja quase 100% produzido com a flor específica dessa cultura.

A seguir, algumas das propriedades dos méis, segundo a florada específica:

De flores silvestres

É o mel multifloral mencionado, resultante da mistura do néctar colhido de diversas flores dos campos, matas ou florestas. Pode ser produzido por abelhas silvestres também, como a jataí, a urussú, etc, mas é um mel mais escuro, mais líquido e menos viscoso. O mel silvestre produzido pelas abelhas européias ou africanizadas é dourado, mais denso, e tem o tradicional sabor suave. É muito rico em sais minerais, usado como tônico e fortificante para crianças, adultos e idosos. É peitoral, auxilia no tratamento popular do reumatismo e da artrite.

Da cana-de-açúcar

Diferentemente dos demais desta lista, não é mel de flores, mas elaborado a partir da seiva da cana dos canaviais queimados ou cortados. Tem valor nutritivo superior ao melado. É muito escuro e pouco viscoso, com forte aroma de rapadura. Muito rico em ferro, colabora na formação óssea das crianças, é recomendado para idosos por ter propriedades antianêmicas, fortificantes, anti-raquitismo e contra reumatismo e artrite.

Da flor da acácia

É o mel mais rico em frutose conhecido, sendo recomendado para adoçar mamadeiras de recém-nascidos que não usam leite materno.

Da flor da bracatinga

Característico por ser escuro e ter gosto amargo. Age no fígado, vesícula, estômago e intestinos, e é um vermífugo, também indicado para problemas circulatórios. Há indicações também para hipoglicemia.

Da flor da carqueija

Mel um tanto amargo, indicado para cálculos biliares, doenças do fígado, bexiga e rins, além de anemia, má circulação do sangue, inflamação das vias urinárias e vermes intestinais. Digestivo e tônico do estômago.

Da flor de caju

É conhecido tradicionalmente como afrodisíaco e tônico, usado popularmente contra cólicas intestinais e eczemas. É rico em anacardina, o princípio ativo do cajueiro.

Da flor do alecrim do campo

Mel energético, com ação no aparelho digestivo, sendo indicado contra gases intestinais, distúrbios nervosos e cardiovasculares em geral. Muito próprio para gestantes, recém-nascidos e crianças.

Da flor do angico

É um mel tônico, muito indicado contra o raquitismo, agindo também como peitoral e emoliente nas vias respiratórias, tosses catarrais, afecções pulmonares, bronquite, faringite, asma, com ação fortemente expectorante. Além disso, é adstringente, indicado na diarréia e nas disenterias. Popularmente é muito aplicado externamente em feridas e úlceras.

Da flor do assa-peixe

Um mel bem claro e suave. Utilizado tradicionalmente na medicina popular como depurativo do sangue e tônico geral; um remédio popular muito famoso no combate à gripe e tosse seca, pois é um bom expectorante. Participa da fórmula de muitos xaropes. Aplicado também nas doenças das vias urinárias, contra cálculos renais, sendo ligeiramente diurético. Indicado para queimaduras, picadas de inseto e doenças da pele.

Da flor do cambará-do-campo

Um mel consagrado popularmente e tradicional na medicina popular para afecções do aparelho respiratório, como gripe, tosse em geral, coqueluche, laringite, faringite, rouquidão. Muito eficaz como coadjuvante nos casos de crises de asma. Também indicado contra a úlcera gástrica.

Da flor do capixingui

Muito recomendado para os casos de gastrite e úlceras pépticas. Tem leve efeito diurético e tônico.

Da flor do cipó-uva

Mel famoso por ser desintoxicante do fígado e estimulante da secreção biliar. Aplicado para proteção do fígado nos casos de alcoolismo, na cirrose hepática e hepatite, além de proteger contra os demais efeitos do excesso de álcool.

Da flor do dente-de-leão

Um famoso mel, levemente amargo, regulador das funções hepáticas e das secreções biliares. Indicado no cálculo biliar, nas doenças do fígado, principalmente hepatite e cirrose. Também um tônico estomacal e digestivo.

Da flor da erva-cidreira (melissa)

Um mel suave, aromático, perfumado, de grande efeito sedativo sobre o sistema nervoso e digestivo. Recomendado para pessoas nervosas, de digestão lenta e difícil, e nos casos de insônia.

Da flor do eucalipto

É rico em eucaliptina, o princípio ativo do eucalipto. Caracteristicamente um mel escuro, de sabor forte pela alta concentração de ferro, cálcio, enxofre e magnésio, e de fácil cristalização. Utilizado na medicina popular como expectorante, descongestionante e dilatador dos brônquios, sendo eficaz na desobstrução do catarro acumulado; combate a tosse, nos casos de gripe, resfriados, asma, asma cardíaca, bronquite, coqueluche. Útil na coriza, sinusite e nas rinites alérgicas. Um recurso popular no tratamento da tuberculose, pois é tônico pulmonar. Tem aplicação também na cistite, catarro da bexiga, febres em geral, maleita, nefrite e inflamação da garganta.

Da flor do girassol

Muito rico em fósforo. É um mel dourado que adquire uma tonalidade âmbar-claro e, por vezes, esverdeado ao cristalizar. Muito indicado como tônico cerebral, sendo excelente para estudantes e para fortalecer as atividades intelectuais, indicado no cansaço mental e também físico. Combate o excesso de colesterol se utilizado regularmente.

Da flor de hortelã

Raramente é um mel monofloral, mas, se houver vasta plantação de hortelã numa região e na época da florada, e as abelhas colherem bastante néctar das flores dessa planta medicinal, o mel adquire um sabor típico de menta. Nesse caso, o mel é indicado como digestivo, contra a fadiga e as verminoses em geral.

Da flor de laranjeira

Um dos méis mais consagrados na medicina popular, tido por muitos como o melhor, mais saboroso e aromático. Tem cor caracteristicamente clara e dourada. É um famoso regulador das funções intestinais, com ação laxante. É antiespasmódico e calmante, com indicação antiga na insônia, aplicado também nas palpitações cardíacas.

Da flor de macieira

É caracteristicamente um mel amarelo-claro, suave, de perfume delicado e de gosto delicioso, pois assimila as propriedades da maçã. Indicado como anti-reumático por excelência, atuando também nas doenças nervosas como sedativo. Um auxiliar contra a obesidade, em pequenas quantidades como adoçante.

Da flor do marmeleiro

É oriundo da flor da árvore chamada marmeleiro, não da fruta. Um mel de sabor muito agradável, claro, aromático. Um grande regulador dos intestinos e tônico digestivo, indicado na prisão de ventre crônica. É o mel de escolha das mães para a mamadeira do recém-nascido. Muito famoso por suas aplicações nos casos de desidratação. Indicado no combate à enxaqueca crônica.

Da flor do trigo sarraceno

Um mel mais raro, rico em cálcio e ferro. Usado como fortificante contra anemia e raquitismo. Por ser alcalino, tem aplicação no excesso de acidez estomacal.

Da flor de vassourinha

Conhecido popularmente como regulador da menstruação, além de auxiliar no tratamento de hemorróidas e varizes. É um tônico circulatório.

Os mais gostosos

Em termos de sabor, os tipos de mel eleitos como os mais saborosos provêm do trigo-sarraceno, das flores de frutas cítricas, como a laranjeira, e de flores de framboesa.

Associações tradicionais do mel com outros produtos naturais

Um xarope eficaz

É uma composição clássica: mel silvestre com poejo, assa-peixe, eucalipto, guaco e própolis. O conjunto forma um bom expectorante e antitussígeno, pois o poejo elimina as secreções e diminui a tosse, o assa-peixe é também expectorante e ajuda a combater gripes e resfriados, o eucalipto tem efeito antisséptico e febrífugo, o guaco é usado tradicionalmente para combater bronquites, gripes, tosses rebeldes, rouquidão, a própolis completa o quadro por ser um antibiótico natural. Indicado para fumantes. Pode ser encontrado no comércio ou elaborado em casa; ver receitas adiante. Tomam-se duas colheres de sobremesa, duas ou três vezes ao dia. Crianças tomam metade da dose. Se persistirem os sintomas, procurar ajuda médica.

Um grande expectorante

Mel silvestre com raiz de lótus e própolis. O lótus, uma planta medicinal de origem asiática que dá uma bela flor, nasce no lodo. Juntamente com o mel e a própolis, forma um forte composto contra muitas doenças e problemas; atua bem em distúrbios respiratórios, principalmente na tosse, rouquidão, bronquite e asma. Sua ação básica é dilatadora dos brônquios e expectorante. O composto de escolha para fumantes, pois ajuda a ventilar melhor os pulmões e elimina a nicotina e o alcatrão.

Um bom antiinflamatório e antigripal

Mel silvestre com gengibre e própolis. O gengibre é indicado para amidalites, bronquites, faringites, laringites, sinusites e rinites, muito útil também para melhorar a voz, ajudando na desintoxicação do organismo. A própolis combate microrganismos com bactérias, vírus e fungos, em sua ação antibiótica comprovada. Pode ser encontrado no comércio ou feito em casa; ver receitas adiante. Usa-se uma colher de sobremesa duas ou três vezes ao dia. Crianças usam duas vezes ao dia. Se persistirem os sintomas, procurar ajuda médica.

O poderoso mel medicinal das abelhas nativas brasileiras

Quando falamos em propriedades medicinais do mel, geralmente nos vem à mente o mel dourado característico das abelhas européias ou africanizadas do gênero *Apis*. No entanto, é bom que se saiba, as abelhas nativas brasileiras (que possuem ferrão atrofiado e não são agressivas), do gênero *Melipona*, produzem méis muito mais poderosos terapeuticamente do que o mel tradicional das abelhas *Apis*. As matas tropicais americanas oferecem a maior diversidade botânica de todo o planeta, o que permite a concentração de excepcionais propriedades farmacológicas e terapêuticas. As nossas abelhinhas colhem mel de muitas plantas – até de desconhecidas – e produzem um mel silvestre bem característico, segundo a espécie, cujos formidáveis poderes medicinais são conhecidos há séculos pelos nossos índios, matutos, homens do campo, raizeiros e curandeiros. Abelhas famosas como Mandaçaia, Uruçu, Jandaíra, Guaraipo, Manduri, Tuiuba, Jataí, Mirins, Borá, Irapuá, Canudo, Marmeladas, "Caga-fogo" e outras têm seu lugar garantido na nossa tradição, e muitos dos efeitos dos méis dessas abelhas estão no Código Nacional de Farmácia e na nossa farmacopéia, numa condição não igualada em nenhuma parte do mundo. Podemos afirmar, sem medo de errar ou exagero, que o mel das abelhas silvestres brasileiras é o mais eficaz e completo, em termos medicinais, do mundo inteiro.

As nossas abelhas como a Jataí, a Mandaçaia e tantas outras produzem mel de superior qualidade, que é apreciado largamente e utilizado no tratamento de várias doenças, como remédio popular. Em geral, não são méis de aspecto semelhante ao mel comum, sendo geralmente escuros e mais líquidos, porém, podem exceder em muito o poder medicinal ou terapêutico pela diversidade de plantas medicinais preferidas pelos animais. Mas o mel de Uruçu e de Tiúba, por exemplo são muito semelhantes em aspecto ao mel da abelha européia, em sabor, consistência e constituição.

Não há uma descrição oficial sobre os efeitos medicinais desses méis; no entanto, sabemos, todos eles têm ação tônica, antioxidante, vitalizadora, antianêmica, nutritiva, sendo em sua maioria indicados no tratamento de todos os tipos de tosse, gripes e resfriados, nas convalescenças e no fortalecimento das funções orgânicas. Enquanto o mel produzido pelas abelhas de origem européia, africana e africanizadas depende do tipo de florada para ter definido pelos menos parte de sua ação medicinal, o poder curativo do mel das abelhas brasileiras é conhecido pelo nome da abelha que o produz. Desse modo, não há "mel de eucalipto", mel de "assa-peixe", "mel de marmelo", etc, segundo o tipo de flor, mas:

- mel de jataí – tônico pulmonar
- mel de uruçu – afrodisíaco e rico em ferro
- mel de jandaíra – diurético e laxante
- mel de tiúba – tônico circulatório e antianêmico
- mel mirim – digestivo, tônico da bexiga e diurético
- mel de manduri – laxante e afrodisíaco
- mel de irapuá – diurético e cicatrizante para ulceras, internas e externas
- mel de borá – protetor do fígado, útil nas icterícias e outra doenças
- Outros

Observação: Praticamente TODOS os méis dessas abelhas são antitussígenos e antigripais, atuando como protetores das vias respiratórias, pela sua qualidade balsâmica, ricos em material volátil e antioxidantes retirados de flores de plantas raras e exóticas.

Há produtores que só lidam com abelhas brasileiras (são meliponicultores, e não apicultores), que geralmente fazem suas colméias ou ninhos nas matas, sendo que há mais coletores que exatamente criadores. O mel dessas singelas abelhinhas está mais ligado às nossas tradições terapêuticas naturais do que o mel das abelhas que vieram de outros continentes.

Esses méis podem ser adquiridos no comércio afim, mas é mais facilmente encontrado em feiras simples, mercados populares, etc. Não se prestam muito a adoçar alimentos, mas são excepcionais como remédio para a maior parte dos nossos males.

Terapia floral e o mel

Mel, o remédio floral mais completo

A terapia floral é um novo sistema terapêutico, criado pelo médico inglês Richard Bach há algumas décadas apenas. Ela se fundamenta nas propriedades energéticas sutis de determinadas flores, que possuem influência profunda no psiquismo e na consciência humana, incluindo o nosso campo emocional e mental. Bach – tratando a si mesmo de uma doença incurável, nos campos do interior da Inglaterra –, em suas pesquisas percebeu a influência das essências de flores no tratamento de vários distúrbios psicoafetivos, mentais e até físicos dos seres humanos. Tendo obtido a cura de seu problema, dedicou o resto da sua vida a estudar as flores e a elaborar essências medicinais com elas.

O sistema de Bach apresenta 39 essências, e elas são escolhidas segundo aspectos individuais, condição emocional, situações existenciais, temperamento, características emocionais, distúrbios de caráter, condição mental e uma imensa quantidade de outros fatores, fundamentais na escolha da(s) essência(s) floral(ais) mais adequada(s) a cada caso. O sistema de Bach, chamado de Terapia Floral de Bach, ganhou o mundo, o que estimulou o surgimento de outros sistemas de cura pelas flores e por suas essências, como os Florais da Califórnia, da Austrália, etc, havendo também as essências dos Florais de Minas, desenvolvido no Brasil.

O importante nesses sistemas é que as flores transmitem princípios energéticos muito sutis, capazes de promover alterações de teor quântico nos seres humanos, dada a sua condição vibracional superior.

Sendo o mel um tipo de essência colhida pelas abelhas por meio do néctar, podemos concluir que mel é a essência multifloral "genérica", capaz de auxiliar o restabelecimento do equilíbrio sutil do conjunto físico-psiquico-emocional-mental e espiritual humano. Com um pouco de sensibilidade, podemos perceber que a associação entre a singeleza das abelhas, as delicadeza e o mistério das flores, a doçura do mel (chamado na Antiguidade de néctar dos deuses por muitos povos e tradições) com princípios superiores da vida, muitos ainda desconhecidos pelos seres humanos.

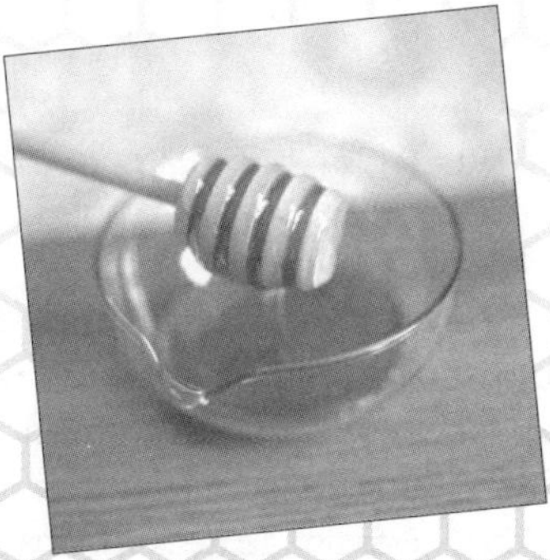

CAPÍTULO VIII

DICAS PARA USAR O MEL COMO REMÉDIO

Observação: as indicações a seguir não substituem a atenção médica. Ao persistirem os sintomas, um médico deve ser consultado.

Uso interno

Artrite

Misturar uma xícara de água quente com duas colheres de sopa mel e uma colher de chá de canela em pó. Beber uma colher de manhã e uma à noite. Usada com freqüência, pode até curar casos de artrite crônica. Médicos da Universidade de Kopenhagen forneceram essa mistura a seus pacientes diariamente, antes do café da manhã, resultando que, em apenas uma semana, de 200 pacientes que seguiram o tratamento, 75 deixaram de ter dor inteiramente, e 30 dias depois, eles não sentiam mais nenhuma dor, incluindo aqueles que quase não tinham mais condições de andar.

Doenças do coração

Fazer uma pasta de mel com canela, colocar no pão integral e comer regularmente no café da manhã no lugar de manteiga e geléia. Esse tratamento reduz o colesterol nas artérias e previne problemas no coração, ajudando a evitar enfartos, inclusive os recorrentes. Há informações de que o uso regular desse recurso diminui a falta de ar e fortalece as batidas do coração, sendo que nos Estados Unidos e no Canadá essa pasta é servida continuamente em alguns asilos, com excelentes resultados.

Dor de cabeça

Colocar várias colheres de chá de mel em 1 xícara de água quente ou chá de ervas. Uma limonada quente feita com o suco de ½ limão com água quente e mel também alivia a dor.

Dor de garganta

Fazer gargarejos com uma mistura de ½ copo de água, 2 colheres de sopa de suco de limão e 20 gotas de própolis.

Envelhecimento precoce

Misturar 4 colheres de sopa de mel, 1 colher de chá de canela em pó e 3 xícaras de água. Ferver por alguns minutos para fazer um chá e beber 1/4 de xícara, três ou quatro vezes ao dia. Esse recurso mantém a pele fresca e suave, e diminui os sintomas da idade. É um segredo oriental, que se diz capaz de prolongar a vida até de uma pessoa de 100 anos, e fazer com que nos sintamos mais jovens.

Excesso de colesterol

Misturar 2 colheres de sopa de mel com 3 colheres de café de canela em pó e ½ litro de água. Tomar 3 vezes ao dia, diariamente. Diz-se que esse procedimento reduz 10% do colesterol em excesso em 2 horas, e que, tomado diariamente, elimina completamente o mau colesterol.

Fadiga

Beber limonada com mel de abelhas, ou meia xícara de sumo puro de limão.

Infecções

O consumo diário de mel reduz o risco de infecções.

Infecções dos rins

Misturar 1 copo de água morna com 2 colheradas de canela em pó e 1 colherada de mel. A mistura é antisséptica urinária. Tomar de manhã e à tarde.

Laringite

Fazer uma mistura de 2 colheres de chá de sumo de cebola e 1 de mel. Tomar 3 colheres de chá cheias a cada 3 horas. Para obter o sumo de cebola, bater no liquidificador e espremer com pano limpo.

Para perder peso

Diariamente, ½ hora antes de se deitar e ½ hora antes do desjejum, beber mel com canela fervido numa xícara de água.

Resfriados

Misturar uma colher de sopa de mel morno com 1/4 colher de chá de canela em pó e tomar com freqüência. Indicado também para tratar sinusites e tosse crônica, indigestão, gases do estômago e para fortalecer o sistema imunológico.

Ressaca

Beber um pouco de mel pela manhã e depois a cada 2 horas. A frutose presente no mel tem ação desintoxicante do fígado e vitalizante; além disso, o mel contém vitaminas e minerais, como vitamina B6, tiamina, niacina, riboflavina e ácido pantotênico, que protegem o fígado.

Soluços

Colocar 1 colher de chá de mel, dissolvido em água morna, em cima da língua, e engolir.

Tosse

Fazer um xarope esquentando 2 colheres de sopa de sumo de limão e 1 colher de sopa de mel. Tomar várias vezes ao dia.

Úlceras do estômago

Basta usar mel à vontade, inclusive para adoçar as bebidas e alimentos frios. Além de cicatrizante, o mel combate as bactérias que podem agredir o estômago, conforme apontado anteriormente.

Uso externo

Uso geral

O mel pode ser aplicado diretamente em feridas abertas, arranhaduras, escoriações, lacerações e machucados em geral não hemorrágicos, cobrindo-se depois com atadura, com excelentes resultados, graças às suas propriedades antibacterianas e poder de acelerar o processo de cicatrização. Há relatos médicos de que o mel é citado como mais eficaz e capaz de produzir resultados melhores do que várias pomadas de antibióticos.

Herpes simples e zoster

Aplicar mel puro sobre a lesão, de hora em hora, deixando secar. Para o herpes zoster, fazer uma mistura de vinagre de maçã e mel e aplicar 3 vezes ao dia nas lesões, deixando secar.

Mancha senil

Misturar mel e iogurte natural em partes iguais e aplicar uma fina camada sobre as manchas senis; deixar secar por 30 minutos e depois enxaguar. Repetir diariamente até que as manchas atenuem bem ou desapareçam.

Queimaduras

Para queimaduras de pouca expressão ou intensidade, aplicar uma fina camada de mel. Queimaduras mais graves exigem atendimento profissional adequado. O mel atua reduzindo a dor e acelerando a recuperação da pele.

Picadas de insetos

Misturar 1 colher de mel e 2 de água morna, juntamente com canela em pó, de modo a fazer uma pasta, que deverá ser esfregada suavemente sobre a picada. Geralmente, os incômodos, inclusive a dor e a coceira, desaparecem rapidamente.

Queda de cabelos

Preparar uma mistura de mel, azeite de oliva e 1 colher de chá de canela, fazendo uma pasta, e aplicar no couro cabeludo na temperatura mais quente suportável, com cuidado. Deixar por cerca de 10 minutos e lavar. Repetir diariamente. Não usar xampu ou cremes em seguida.

O mel e suas aplicações na cosmética

O mel e seus derivados fazem parte também do mundo da beleza e da cosmética, desde tempos antigos. Há registros de que as mulheres do antigo Egito preparavam diversas misturas embelezadoras com mel, principalmente excelentes cremes associados a essências de flores ou pós minerais. A própria Cleópatra costumava tomar um banho à base de leite de burra e mel para a suavização da pele e manutenção da juventude. O famoso médico grego Galeno, em seus escritos, registrou que usava um ungüento de limpeza da pele à base de mel, cera de abelhas, azeite de oliva e água de rosas. Plínio, um dos maiores historiadores romanos, aponta em sua obra *História Natural* as propriedades embelezadoras de máscaras de mel.

Atualmente, a cosmetologia avançou muito, mas o mel continua a ocupar o seu lugar como grande e eficaz recurso, incluindo outros produtos da abelha, tanto usados diretamente, como em preparados típicos, como cremes, bálsamos, sabonetes, máscaras, xampus, etc.

O mel é um grande umectante, hidratante natural e um alimento para os tecidos epiteliais, por causa da ação dos açúcares naturais, semelhantes aos fatores hidratantes da própria pele.

Receitas de preparados e compostos caseiros com mel e associações

Creme nutritivo com mel

Bater I clara de ovo e ir acrescentando 2 colheres de sopa de mel e I colher de chá de óleo de amêndoas doces. Aplicar como hidratante. Deixar secar por si.

Banho hidratante com leite e mel

Colocar numa banheira vazia I litro de leite, I copo regular de mel e outro igual de sal marinho ou sal grosso. Encher a banheira com água morna e acrescentar umas gotas de óleo aromático de sua preferência. É um banho também muito relaxante, que pode ser repetido sempre.

Loção para peles gordurosas

Misturar 2 colheres de sopa de sumo puro de babosa com I colher de chá de sumo de limão e I colher de sopa de mel puro. Aplicar como loção de limpeza, diariamente.

Creme para peles feitas e desvitalizadas

Triturar 2 colheres de amêndoas doces numa batedora. Juntar 1 colher de sopa de mel e 2 de iogurte. Aplicar regularmente.

Esfoliante natural

Misturar 1 colher de sopa de farinha fina de aveia com 2 de água de rosas e 1 colher de sobremesa de mel. Aplicar em substituição aos esfoliantes industriais, geralmente muito agressivos.

Máscara revitalizante

Fazer uma pasta com a polpa de ½ abacate maduro, 1 colher de sopa de mel puro, 1 colher de sopa de iogurte natural sem açúcar, 2 colheres de chá de menta picada. Aplicar antes de deitar, por 20 minutos, e lavar. Repetir até obter bons resultados.

Loção nutritiva para o cabelo

Misturar 2 colheres de sopa de mel, 2 de vinagre de maçã e 2 de óleo de gérmen de trigo ou de amêndoas doces. Aplicar sobre o cabelo e cobrir com um gorro de banho e uma toalha quente, por 10 minutos. Repetir sempre que necessário.

Creme suavizante e nutritivo de mel para as mãos

Fazer uma pasta com 1 batata cozida, 2 colheres de sopa de mel, ½ xícara (chá) de leite e 1 colher de chá de óleo de gérmen de trigo. Aplicar. Deixar secar durante 20 minutos e retirar. Repetir sempre que quiser.

Óleo fortificante para as unhas

Misturar bem 1 colher de chá de óleo de gérmen de trigo, 1 colher de chá de mel, 1 gema de ovo, 2 colheres de chá de óleo de rícino e 2 de sal marinho. Aplicar à noite nas unhas enfraquecidas e quebradiças, sem vitalidade ou com micoses. Repetir todas as noites até obter os resultados desejados.

Bálsamo com mel para os olhos

Misturar muito bem 2 colheres de chá de mel com a mesma quantidade de óleos de gérmen de trigo, óleo de abacate, de essência de calêndula e de manteiga de cacau. Aplicar pela manhã sobre as pálpebras. Útil para reduzir o cansaço dos olhos e vitalizar a região.

Loção de mel para limpeza corporal

Misturar 250 ml de sumo de maçã com 1 colher de sopa de mel, 1 colher de sopa de sumo de limão e 2 colheres de sopa de óleo de amêndoas doces. Acrescentar argila de qualidade até formar uma pasta homogênea.

Aplicar no corpo com algodão e deixar por meia hora, banhando-se em seguida, mas sem usar sabonetes.

Protetor de lábios

Derreter em banho-maria 1 colher de cera de abelhas ralada com 3 de óleo de amêndoas doces, 1 colher pequena de mel e 3 gotas de água de lavanda. Sem deixar de mexer, amornar, e colocar a mistura em recipientes bem tampados. Deixar esfriar e colocar na geladeira. Aplicar nos lábios como protetor solar, contra rachaduras, etc.

Quando não se deve usar o mel

Não há exatamente contra-indicações para o mel, porque ele não é um medicamento, mas um alimento, e, assim como muitos alimentos calóricos, deve ser utilizado com cuidado por diabéticos ou por pessoas com problema de excesso de peso.

Há, contudo, um alerta importante: o mel não deve ser dado a crianças com menos de 1 ano de idade, pois pode conter um pequeno número de esporos de *Clostridium botulinium*, o micróbio causador do botulismo. Esses esporos não se desenvolvem no intestino de adultos nem de crianças maiores, mas, em lactentes, eles podem se reproduzir, causando uma grave forma de intoxicação alimentar, conhecida como botulismo do lactente.

CAPÍTULO IX

OS CUIDADOS NECESSÁRIOS COM O MEL NA AQUISIÇÃO E NO USO

Quando vamos adquirir mel, sempre vem à mente a dúvida quanto à pureza do produto. Hoje, a falsificação e a adulteração do mel são coisas muito comuns, e é preciso tomar alguns cuidados. Aí vão algumas dicas:

Cuidado com os ambulantes

Primeiramente, é preciso cuidado com aqueles típicos vendedores ambulantes de mel, que oferecem o seu "mel puro". A adulteração mais freqüente e mais grosseira é a mistura de glicose de milho, essência de mel e algum eventual corante.

Mas há truques que podem enganar as pessoas que têm certa familiaridade com méis puros: falsificadores de mel preparam a mistura clássica falsa, mas colocam certa quantidade de mel de qualidade apenas na parte superior de uma garrafa; geralmente, tiram a rolha para o possível comprador cheirar e até retiram uma parte do mel para degustação. O problema é que o candidato a adquirir esse mel acaba pensando que todo o mel do recipiente é como aquele degustado, o que é inteiramente falso.

Mel puro é apenas aquele que cristaliza?

Em geral sim, mas não é a regra. A nutricionista Anita Sachs explica que, ao contrário do que se pensa, a cristalização não revela a pureza do mel. Ela apenas é mais lenta ou rápida, dependendo da florada ou da temperatura a que o produto foi exposto, e que o mel começa a solidificar em torno da temperatura de 14 °C.

De qualquer modo, a cristalização do mel ajuda na garantia da pureza do mesmo, podendo ser utilizado desse modo sem perda de nenhum de seus benefícios, mas a dica é que o mel puro cristaliza de forma homogênea, de baixo para cima e não por inteiro no recipiente.

Como armazenar o mel

Em caso de necessidade de armazenar mel, colocá-lo em recipientes de vidro de boca larga, que possibilitem a sua remoção com uma colher, para ingeri-lo em estado sólido.

Não se deve guardar o mel em geladeira porque ele cristalizará por causa da baixa temperatura. Também ele não deve ser fervido, porque poderá perder suas propriedades.

Como tornar o mel cristalizado mais líquido sem perder suas propriedades

O mel cristalizado pode ser consumido sem nenhuma alteração em suas propriedades, mas, para torná-lo mais líquido, há dois caminhos: levá-lo ao banho-maria, até, no máximo 45 °C, ligando e desligando o fogo até que ele fique mais fluido, ou colocá-lo no sol até às 11 horas da manhã e depois das 15 horas.

Dicas para saber se um mel é puro

É importante saber que o único modo seguro para se ter certeza de que um mel é puro é por meio de análises laboratoriais físico-químicas e microscópicas. Mas aqui vão algumas dicas:

- Nas casas comerciais, principalmente nos supermercados, procurar pelo selo e número do SIF (Serviço de Inspeção Federal), concedido pelo Ministério da Agricultura, no rótulo do mel.
- É muito importante verificar no rótulo a marca e os ingredientes para ver se não há algum aditivo, que as empresas são obrigadas a declarar.
- Provar o mel é o mais importante para verificar se o sabor é autêntico.

Testes simples para saber se o mel é puro

- Misturar 1 colher de mel a 1 colher de água, mexer bem e pingar 3 gotas de lugol (solução de iodo 2%, à venda em farmácias). Misturar e verificar a cor. Se escurecer, é porque há amido no mel, e, portanto, ele não é puro.
- Pingar o mel na água; se o mel for impuro, ele vai dissolver na água. O aditivo mais comum para o mel é melado de cana de açúcar, que dissolve. Se o mel for puro, ele vai ficar junto, e afundar como uma gota firme no fundo do copo.
- Pegar um isqueiro e uma vela com pavio de algodão. Mergulhar o pavio no mel e retirar

um pouco do excesso. Tentar acender o pavio. Se queimar, o mel é 100% puro. Se demorar para queimar, a presença de água dificulta o acendimento do pavio, mostrando adulteração por acréscimo de água.

- Derramar algumas gotas de mel em papel borrão e ver se é absorvido. Se for absorvido, o mel não é puro. Se não tiver papel borrão, derrame um pouco de mel em um pano branco, e lave o pano. Se houver mancha de mel, provavelmente ele não é puro.
- Misturar partes iguais de mel e uma bebida destilada forte (como aguardente de boa qualidade) e mexer bem. O mel puro assenta no fundo do recipiente; já o impuro é dissolvido e deixa a mistura leitosa.

Agrotóxicos no mel

É grande a controvérsia sobre a possibilidade da presença de defensivos e venenos agrícolas no mel. Há pesquisadores que afirmam ser a origem de prováveis venenos os poluentes presentes na própria seiva das plantas, da água que as abelhas usam ou mesmo pelo ar, via dispersão atmosférica. Um estudo sobre o mel feito em Bauru, Estado de São Paulo, revelou, em 1998, a presença de nada menos que

48 pesticidas diferentes, alguns deles pertencentes ao grupo dos organoclorados, especialmente tóxicos, proibidos no Brasil desde a década de 1980. Mas peritos afirmam que esse fato não é necessariamente motivo de preocupação, pois a maioria dos agrotóxicos achados no mel contaminado está na faixa dos ppbs, ou partes por bilhão aceitos. De qualquer modo, convém tentar adquirir sempre mel orgânico, preferencialmente com certificação.

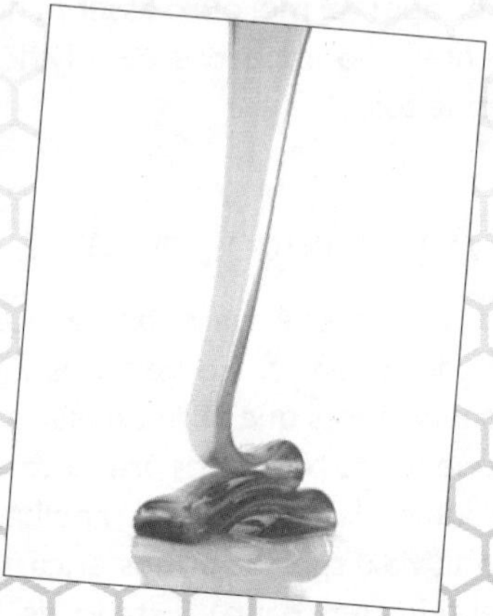

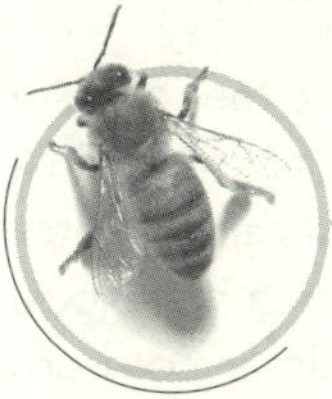

CAPÍTULO X

RECEITAS MARAVILHOSAS COM MEL

Bolo de mandioca com mel

Ingredientes:

Mel – 1 e ½ xícara (de chá)
Mandioca – 1 quilo
Farinha de mandioca – 5 colheres (de sopa)
Leite de côco – 1 xícara (de chá)
Azeite de oliva - ½ xícara (de chá)
Ovos – 3 unidades
Manteiga – a quantidade necessária para untar a fôrma
Canela em pó – ½ colher (de sopa)

Preparo:

Descascar as mandiocas e lavar bem. Enquanto isso, pré-aquecer o forno em temperatura média. Picar a mandioca, retirando o talo central. Colocar no processador e bater até formar uma pasta. Transferir para uma tigela e reservar. Colocar no liquidificador o mel, o azeite de oliva e os ovos; bater por 3 minutos, adicionando a farinha de mandioca, o leite de côco e a canela. Bater mais um pouco e despejar na tigela com a mandioca. Misturar bem até ficar homogêneo. Untar com um pouco de manteiga uma assadeira, nas dimensões adequadas à quantidade de massa. Despejar a massa e espalhar uniformemente pela assadeira. Levar ao forno por 50 minutos ou até que o teste do palito revele a ausência de umidade. Retirar do forno e deixar esfriar antes de servir. Pode-se servir gelado também.

Licor "favo de mel"

Ingredientes:

Mel – 1 litro

Água – 4 litros

Bagaceira[1] (ou aguardente) – 1 litro

Preparo:

Colocar a água e o mel num recipiente e levar ao fogo, deixando ferver a mistura até a metade evaporar. Retirar do fogo e misturar com a bagaceira. Deixar esfriar e, depois de algumas horas de repouso, colocar em recipiente de vidro. Quanto mais tempo estiver no vasilhame, melhor o sabor.

---

1 Bagaceira é uma bebida derivada da destilação do restante do mosto da uva oriundo do preparo do vinho. Tem teor alcoólico elevado, geralmente acima de 30 graus, muito semelhante à aguardente.

Bolo madeira

Ingredientes:

Mel – 3 colheres (de sopa)
Açúcar – 250 gramas de açúcar mascavo
Manteiga – 250 gramas (derretida)
Ovos – 4 unidades
Farinha – 300 gramas
Nozes – 15 unidades
Limão e laranja em raspas

Preparo:

Juntar o açúcar e a manteiga. Quando a massa estiver esbranquiçada, adicionam-se os ovos, a farinha, as nozes, o mel e as raspas. Vai ao forno por 40 minutos.

Caipirinha de mel

Ingredientes:

Mel – 2 colheres (de sopa)
Limões – 2 unidades, bem suculentos (macios)
Aguardente – a gosto
Gelo

Preparo:

Cortar os limões ao meio, e depois cada banda em 4 partes, em cortes longitudinais (ao comprido). Colocar num copo grande, acrescentar o mel e amassar com um soquete até misturar o sumo do limão e o mel. Acrescentar a aguardente e mexer.

Colocar alguns cubos de gelo. Servir gelado. Dá duas porções.

Batida de figo com mel

Ingredientes:

Mel – 1 xícara
Figos maduros descascados – 3 unidades
Suco de uva – 2 copos
Groselha – 5 colheres (de sopa)
Bagaceira – 1 e ½ copo (150 ml)

Preparo:

Bater todos os ingredientes no liquidificador. Servir com cubos de gelo.

Abacaxi com mel e canela

Ingredientes:

Mel – 4 colheres (de sopa)
Abacaxi – 400 gramas
Limão – 2 colheres do sumo (de café)
Canela – 1 pau

Preparo:

Preparar o abacaxi retirando a casca e partindo-o em cubos. Misturar e aquecer o mel com o açúcar e ir juntando a água e o sumo de limão. Colocar o pau de canela, deixar ferver. Juntar o abacaxi. Quando voltar a ferver, desligar e deixar esfriar. Servir bem frio.

Pirulitos de mel

Ingredientes:

Mel – 100 ml

Açúcar cristal ou mascavo – 1 quilo

Limão – suco de 1 limão pequeno

Água – 1 copo de 200 ml

Material necessário:

Papel manteiga

60 palitos para pirulito (encontrados em lojas de festas)

1 caixinha de papelão

Preparo:

Colocar a água, o suco de limão, o mel e o açúcar numa chaleira. Levar ao fogo brando e mexer por 5 minutos. Deixar por mais 20 minutos até obter uma calda amarela consistente. Deixar a calda descansar por 5 a 10 minutos na chaleira. Cortar o papel manteiga em pedaços de 6 cm x 9 cm e enrolar em forma de cone, fechando no fundo para não vazar. No fundo de uma caixinha de papelão, abrir pequenos buracos (com 2 cm de diâmetro) para encaixar os cones. Depois de preenchê-los com a calda, deixá-los esfriar por 10 minutos, antes de colocar os palitos. Deixar descansar em temperatura ambiente e servir. Rende até 50 pirulitos.

Chutney de manga com maçã e mel

Ingredientes:

Mel – 2 colheres (de sopa)
Mangas – 3 unidades médias
Cebola roxa picada – 1 unidade
Coentro fresco picado – 3 colheres (de sopa)
Uvas passas pretas – 60 gramas
Curry – 2 colheres (sopa)
Vinagre de vinho branco – 100 ml
Maçãs verdes – 4 unidades médias
Azeite extra-virgem – 1 colher (de sopa)

Preparo:

Aquecer o azeite e colocar a cebola com o coentro, as passas pretas, o curry e o mel, deixando frigir por 3 minutos. Acrescentar o vinagre e ferver. Juntar as maçãs e as mangas cortadas em cubos; tampar e cozinhar em fogo baixo por 30 minutos. Temperar com sal e deixar esfriar.

Molho picante de mel para salada

Ingredientes:

Mel – 1 colher (de sopa)
Limões – 2 unidades
Azeite extra-virgem – 100 ml
Molho de pimenta vermelha (sugestão: tabasco)
Sal a gosto

Preparo:

Misturar todos os ingredientes e envolver as folhas.

Vinagrete ao mel

Ingredientes:

Mel – 1 colher (de chá)
Azeite extra-virgem – 600 ml
Vinagre de vinho tinto – 125 ml
Mostarda – 1 colher (de chá)
Sal a gosto
Pimenta do reino a gosto

Preparo:

Colocar os ingredientes num recipiente, menos o azeite. Bater com batedor e ir acrescentando o azeite aos poucos. Excelente para acompanhar saladas.

Biscoito de mel

Ingredientes:

Mel – 3 xícaras (de chá)
Açúcar mascavo – 300 gramas
Farinha de trigo integral – 250 gramas
Amêndoas sem cascas – 150 gramas
Noz-moscada – 1 colher (de café)
Cravo-da-índia – 2 unidades
Raspas de limão – 2 colheres (de sopa)
Conhaque – ½ xícara (de chá)

Preparo:

Aquecer o mel até ferver. Socar as amêndoas com o açúcar. Juntar a farinha, a noz-moscada, o cravo moído, as raspas de limão e o conhaque. Misturar tudo e acrescentar o mel bem quente ainda. Amassar de modo que a massa fique dura. Abrir a massa como para pastel e levar ao forno para assar em fôrma polvilhada de farinha de trigo. Depois de pronta, cortar em tiras. Tirar a farinha com que foi remanescente na assadeira e mergulhar os biscoitos em uma calda de açúcar. Levar novamente ao forno até secar.

Bolo de mel com frutas

Ingredientes:
Mel – ½ xícara (de chá)
Água fervente – ½ xícara (de chá)
Óleo de milho – ½ xícara (de chá)
Açúcar mascavo – ½ xícara (de chá)
Farinha de trigo – 1 xícara (de chá)
Aveia em Flocos – ½ xícara (de chá)
Chocolate em pó – 1 colher (de sopa)
Canela-da-china em pó – 1 colher (de sopa)
Fermento químico em pó – 1 colher (de chá)
Bicarbonato de sódio – 1 colher (de chá)
Ovo – 1 unidade
Vinho do porto – ½ xícara (de chá)
Cereja picada – ½ xícara (de chá)
Uva passa branca –½ xícara (de chá)
Laranja picada – 30 gramas

Cobertura:
Chocolate meio amargo picado – 300 gramas
Leite – 6 colheres (de sopa)

Conhaque – 1 dose
quanto baste de cravo-da-índia
quanto baste de gengibre em pó
quanto baste de noz-moscada ralada
quanto baste de sal

Preparo:

Massa: Numa panela, levar ao fogo o vinho do porto, as cerejas, as passas e a laranja e deixar ferver até o vinho evaporar. Reserve. Bater no liquidificador os cinco primeiros ingredientes, adicionar os ingredientes restantes e bater muito bem. Numa tigela, colocar a mistura batida e as frutas reservadas, mexer e despejar em fôrma de bolo inglês pequena, untada e forrada com folha de papel manteiga. Levar ao forno médio (180°C), por cerca de 50 minutos. **Cobertura:** Derreter o chocolate em banho-maria, adicionar o leite, as especiarias e o conhaque e mexer. Rende até 12 porções.

Bolo pão de mel

Ingredientes:

Mel – 1 xícara (de chá)
Farinha de trigo – 3 xícaras (de chá)
Leite – 2 xícaras (de chá)
Açúcar mascavo – 1 xícara (de chá)
Fermento em pó – 1 colher (de sobremesa)
Bicarbonato de sódio – 1 colher (de chá)

Cravo-da-índia em pó – 1 colher (de chá)
Canela-da-índia – 1 colher (de chá) em pó

Cobertura:

Chocolate em pó – 3 colheres (de sopa)
Chocolate ao leite – 300 gramas

Recheio:

Doce de leite – 200 gramas

Preparo:

Para formar a massa, misturar todos os ingredientes sem bater. Assar em fôrma retangular média. Retirar da fôrma, cortar ao meio e rechear com o doce de leite, cobrindo com o chocolate derretido (dica: derreter o chocolate em banho-maria).

Bolo de mel do Mediterrâneo

Ingredientes:

Mel – 250 gramas
Farinha de trigo especial – 500 gramas
Açúcar mascavo – 500 gramas
Ovos – 15 unidades
Azeite extra virgem – 250 ml
Canela-da-índia em pó – 5 gramas
Raspas da casca de 3 limões

Preparo:

Separar as claras das gemas dos ovos. Bater as gemas com o açúcar. Juntar o mel, o azeite e voltar a bater até obter uma massa homogênea. Juntar as raspas do limão e a canela. Bater as claras e juntar alternadamente com a farinha à mistura envolvendo bem sem bater. Assar em fôrma untada e polvilhada com farinha à temperatura de 180 °C até o cozimento completo da massa. Testar com palito para verificar o momento certo de desligar o fogo. Servir frio. Acompanha bem um vinho branco seco ou suave.

Delicioso pudim de mel

Ingredientes:

Mel – 3 colheres (de sopa)

Amido de milho – 3 colheres (de sopa)

Leite – 2 xícaras (de chá)

Preparo:

Colocar o amido numa panela, aos poucos ir juntando meia xícara de leite, mexendo bem. Colocar o mel e o leite restante. Cozinhar em fogo médio, mexendo até engrossar. Despejar em quatro forminhas molhadas em água fria. Colocar na geladeira até ficar firme. Retirar das fôrmas e colocar em pratos de sobremesa. Uma boa opção é misturar frutas em calda ou frescas.

Banana caramelada ao mel

Ingredientes:

Mel – o quanto for necessário

Banana d'água madura – 1 unidade cortada em rodelas

Creme de leite light – 1 colher (de sobremesa)
Canela-da-índia em pó – o suficiente para polvilhar

Preparo:

Colocar um pouco de mel numa frigideira e, em seguida, colocar a banana. Deixar aquecer até a banana murchar. Colocar ainda quente em uma taça para sorvete e em seguida polvilhar a canela, acrescentando o creme de leite. Servir quente.

Cocada de mel

Ingredientes:

Mel – ½ xícara (de chá)
Coco ralado – 1 quilo
Farinha de trigo – ½ xícara (de chá)
Açúcar mascavo – 800 gramas
Clara de ovos – 8 unidades

Preparo:

Misturar tudo, levar ao fogo e deixar apurar até soltar do fundo da panela. Untar uma assadeira e com uma colher de pau colocar aos poucos a cocada, em pequenas porções. Colocar no forno bem quente e assar até ficarem douradas.

Sopa "cenomel"

Ingredientes:

Mel – 1 xícara (de chá)
Cenoura – 500 gramas em rodelas

Cebola – 1 unidade picada finamente
Gengibre – 2 colheres (de sopa) ralado
Água – 2 litros
Caldo de legumes – 4 tabletes

Preparo:

Refogar a cebola com o gengibre, acrescentar a cenoura e refogar. Acrescentar a água e os cubos de caldo de legumes, deixando no fogo até a cenoura amolecer. Deixar esfriar um pouco e bater no liquidificador. Voltar ao fogo e acrescentar o mel. Deixar ferver e servir em seguida.

Pudim de pão de mel

Ingredientes:

Mel – 3 colheres (de sopa)
Leite condensado – 1 lata
Leite – 1 lata
Ovos – 3 unidades
Chocolate em pó – 2 colheres (de sopa)
Cravo-da-índia em pó a gosto
Canela-da-índia – 1 colher (de chá)

Preparo:

Bater todos os ingredientes no liquidificador. Despejar em fôrma de pudim previamente caramelizada e cozinhar em banho-maria por aproximadamente 45 minutos ou até estar cozido. Servir gelado.

Iogurte batido com leite, morango e mel

Ingredientes:

Mel – 1 colher (de sopa)
Iogurte desnatado – 1 copo
Leite desnatado – 1 xícara (de chá)
Morango – 10 unidades
Aveia em flocos – 2 colheres (de sopa)

Preparo:

Bater todos os ingredientes no liquidificador. Servir em seguida.

Bolo de mel da vovó

Ingredientes:

Mel – 1 copo
Farinha de trigo integral fina – 500 gramas
Ovos – 4 unidades
Açúcar mascavo – 1 copo
Canela-da-índia em pó – 1 colher (de café)
Fermento químico em pó – 1 colher (de sopa)
Nozes – 70 gramas (picadas)
Chá preto – ½ xícara
Uva passa – 50 gramas
Óleo de girassol – ½ copo
Manteiga para untar

Preparo:

Numa batedeira, bater os ovos e o açúcar em alta velocidade por 5 minutos. Diminuir a velocidade e adicionar o mel, o óleo, a canela, o fermento, o chá, as nozes, e, por último, a farinha. Desligar a batedeira e misturar a uva passa com a ajuda de uma colher. Untar uma fôrma com a manteiga e a farinha. Despejar a massa e levar ao forno pré-aquecido. Assar a aproximadamente 180 °C por 35 minutos.

Sorvete de mel

Ingredientes:

Mel – 150 gramas
Leite – 1 litro
Creme de leite – 3 colheres (de sopa)
Ovos – 3 claras

Preparo:

Misturar bem o mel e o leite. Bater o creme de leite e as claras numa batedeira ou liquidificador. Acrescentar a mistura de leite e mel, batendo na velocidade mínima. Levar ao congelador ou freezer. Depois de 40 minutos, levar de volta ao congelador para o sorvete adquirir consistência cremosa. Decorar ou acrescentar depois os ingredientes de preferência, próprios de sorvete, como castanhas picadas, cerejas, chocolate granulado, marshmelow, etc.

Rabanadas ao mel

Ingredientes:

Mel – 3 colheres (de sopa)
Fatias de pão já endurecido com espessura a gosto

Leite – 1 litro
Água – 1 litro
Canela – 2 paus
Manteiga – 1 colher (de sopa)
Sumo de limão – 2 colheres (de sopa)
Açúcar mascavo – o suficiente para polvilhar
Óleo para fritar

Preparo:

Numa panela, ferver o leite, a água e os ingredientes restantes, até formar uma calda bem quente, na qual as fatias de pão serão mergulhadas. Escorrer e passar as fatias por ovos batidos. Fritar no óleo e, depois de bem escorridas, servir polvilhadas com açúcar e canela.

Biscoito integral de mel

Ingredientes:

Mel – 1 copo
Farinha de trigo integral – o suficiente para formar a massa
Açúcar – 1 copo
Leite – ½ copo
Ovos – 3 unidades
Manteiga – 2 colheres (de sopa)
Canela em pó – 1 colher (de chá)
Cravo bem moído – 1 colher (de chá)

Preparo:

Bater a manteiga com o açúcar e ir acrescentando os ovos um a um. Depois, acrescentar o leite, mel, a canela e o cravo. Ir juntando a farinha de trigo até dar o ponto de abrir a massa. Abrir na espessura de ½ centímetro e cortar os biscoitos no formato desejado. Untar uma fôrma com manteiga, colocar os biscoitos e assar até o ponto desejado. Pincele depois com água adoçada com mel.

Pudim de mel

Ingredientes:

Mel – 2 copos
Farinha de rosca – ½ quilo
Ovos – 6 unidades
Canela-da-índia em pó – 1 colher (de chá)

Preparo:

Misturar tudo até obter uma massa bastante mole. Levar ao forno quente durante meia hora, deixar esfriar e colocar na geladeira. Servir gelado. Uma sugestão é servir com calda de ameixa.

Bolo de mel de Natal

Ingredientes:

Mel – 1 xícara
Ovos – 2 unidades
Manteiga – 2 colheres (de sopa)

Farinha de trigo – 1 e ½ xícaras
Açúcar – 1 xícara

Preparo:

Bater juntos a manteiga, o açúcar e o mel. Adicionar os ovos, e, por último, a farinha de trigo. Colocar a mistura em forno quente, durante 1 hora. Não é necessário fermento.

Torta de mel e maçã

Ingredientes:

Mel – 1 copo
Farinha de trigo – ½ quilo
Maçãs – 6 unidades
Óleo de girassol – 1 xícara
Sal – ½ colher (de café)
Água morna – 1 copo
Canela em pó – 1 colher (de sobremesa)
Cravo em pó – 1 colher (de chá)

Preparo:

Recheio: Ralar as maçãs e misturar com o mel, a canela e o cravo. Reservar. **Massa:** Misturar a farinha, o sal e o óleo, sovando bem, deixando descansar por meia hora. Esticar a massa ficar bem fina. Espalhar o recheio e enrolar como rocambole. Assar em forno quente durante 1 hora. Deixar esfriar e levar à geladeira. Produz 12 porções.

Balas de mel

Ingredientes:

Mel – ½ copo
Leite – 3 copos
Açúcar – 2 copos
Manteiga – 1 colher (de sopa) rasa
Bicarbonato de sódio – 1 colher (de chá)

Preparo:

Misturar todos os ingredientes e levar ao fogo até conseguir ponto de bala. Despejar em pedra ou em uma assadeira untada com manteiga. Deixar esfriar, cortar e embrulhar.

Pão de mel especial

Ingredientes:

Mel – 1 litro
Farinha de trigo – 1 quilo
Leite – 1 copo

Preparo:

Numa panela de vidro ou louça, aquecer o mel até que se formem bolhas. Tirar do fogo, juntar a farinha de trigo, bater até formar uma massa consistente e deixar esfriar. Misturar tudo muito bem, estender em fôrma bem untada e polvilhada, umedecer a superfície com leite e assar em forno regular. Depois de assado e enquanto quente, pincelar com clara de ovo e enfeitar com frutas oleaginosas, passas ou cristalizadas.

Pão com mel

Ingredientes:

Mel – 1 xícara (de chá)
Farinha de trigo – 3 xícaras
Açúcar – 1 xícara (de chá)
Ovos – 4 unidades
Fermento em pó – 1 colher (de sopa)
Água – 1 xícara
Cravo em pó – 1 colher (de café)
Canela em pó – 1 colher (de chá)

Preparo:

Separar as claras e as gemas. Levar ao fogo a água e o açúcar e deixar queimar levemente. Acrescentar o mel, derretendo bem e retirar do fogo. Deixar a mistura amornar e juntar as gemas, a farinha, o fermento, o cravo e a canela, misturando bem. Acrescentar as claras previamente batidas em neve, amassar bem, colocar em fôrma untada e levar ao forno quente para assar.

Rocambole de mel

Ingredientes:

Mel – 1 copo
Maçãs – 6 unidades médias
Canela em pó – 1 colher (de café)
Cravo em pó – 1 colher (de chá)
Farinha de trigo – o suficiente

Água – 1 xícara (de chá)
Óleo – 1 xícara (de chá)
Sal a gosto

Preparo:

Descascar e ralar as maçãs, misturar com o mel, juntamente com a canela e o cravo. Deixar descansar. Misturar a farinha, o óleo, uma pitada de sal e a água, formando uma massa. Sovar bem e deixar descansar por meia hora. Estender a massa até ficar bem fina. Espalhar então o recheio e enrolar para formar o rocambole. Levar ao forno quente para cozinhar durante aproximadamente 1 hora. Servir frio com a cobertura de preferência. Sugestão: chocolate, glacê ou doce de leite.

Pé-de-moleque de mel

Ingredientes:

Mel – 1 xícara (de chá)
Açúcar – 2 xícaras (de chá)
Amendoim cru picado – 2 xícaras (de chá)
Bicarbonato de sódio – 1 colher (de sopa)

Preparo:

Misturar os ingredientes, menos o bicarbonato. Levar ao fogo mexendo de vez em quando até dourar. Retirar do fogo, misturar rapidamente o bicarbonato, despejar em fôrma untada com manteiga. Cortar em quadrinhos antes de esfriar por completo.

Limonada adoçada com mel

Ingredientes:

Limão
Mel
Água fria
Gelo

Preparo:

Cortar e espremer o limão na água fria. Adoçar com mel a gosto. Acrescentar o gelo a gosto. Se o mel for colocado em água gelada, ou depois do gelo, ele não se dissolve bem, e a limonada fica sem o sabor doce. É uma bebida muito saudável e nutritiva, antioxidante e tônica.

Dedos de mel

Ingredientes:

Massa:

Ovos – 4 unidades
Manteiga – 2 colheres (de sopa)
Açúcar – ½ xícara (de chá)
Mel – 1 xícara (de chá)
Melado – ½ xícara (de chá)
Leite – 1 xícara (de chá)
Chocolate em pó – 2 colheres (de sopa)
Canela em pó a gosto
Raspas de laranja a gosto
Farinha de trigo peneirada até dar o ponto de amassar.

Cobertura:

Açúcar cristal granulado – 2 xícaras (de chá)
Chocolate em pó peneirado – 1 xícara (de chá)
Calda de açúcar grossa

Preparo:

Massa: Bater levemente os ovos com uma colher de pau, acrescentando a manteiga derretida fria, o açúcar, misturando bem. Acrescentar a canela, as raspas de laranja, o mel e o melado, misturando bem. Colocar lentamente a farinha de trigo até o ponto de amassar. Sovar um pouco a massa. Fazer tiras compridas cortar do tamanho de um dedo. Assar em fôrma untada com óleo no forno pré-aquecido controlando a temperatura uma vez que assam bem rápidos. Deixar esfriar bem. **Cobertura:** Misturar o açúcar com o chocolate e reservar em uma travessa, pois os biscoitos serão colocados dentro para cobrir. Fazer uma calda com 1 copo de água e 3 copos de açúcar. Levar ao fogo e retirar assim que engrossar. Deixe esfriar. Mergulhe os biscoitos nessa calda um a um com ajuda de um garfo, e em seguida mergulhar na mistura de açúcar e chocolate.

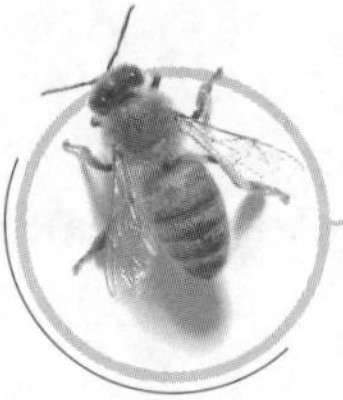

GLOSSÁRIO DE TERMOS LIGADOS AO MEL E À APICULTURA

Africanizada: Nome dado às abelhas resultantes do cruzamento genético entre abelhas *Apis mellifera scutellata* – abelhas africanas trazidas para o Brasil em 1956, com grande capacidade de produção de mel e reprodução – com outras espécies de *Apis*, provenientes da Europa, trazidas anteriormente pelos colonizadores. Essas abelhas européias eram mais mansas e produziam menos mel que as africanas; com o cruzamento, surgiram as africanizadas, mas hoje, geneticamente, elas são quase totalmente africanas, porém menos agressivas.

Alimentação artificial: É o alimento oferecido às abelhas quando a colônia está fraca. A mais comum é um xarope de água e açúcar, melado, cândi (ver adiante), ou rapadura moída.

Âmbar de abelha: Resina que contém fósseis de abelhas. Há âmbares também de outros insetos e animais vertebrados, além de vegetais. Há âmbares de abelha de milhares de anos.

Apicultura: É a ciência e a técnica da criação de abelhas do gênero *Apis*. O profissional que se dedica a essa atividade chama-se *apicultor*.

Apicultura migratória: Quando o apicultor realiza o deslocamento do apiário, ou parte dele, para locais com floradas nas quais as abelhas possam coletar pólen e néctar.

Atividade antibacteriana: É a propriedade do mel de inibir bactérias que estejam nele, ou externas, quando essas bactérias entram em contato com o produto. Essa capacidade é variável de acordo com o mel, a espécie de abelha, a florada, etc.

Batume: É a mistura de argila e própolis, feita pelas abelhas, utilizada na estruturação da colméia, com fins antissépticos.

Campeira: São as abelhas operárias, geralmente as mais velhas, que constituem a casta responsável pela maior parte do trabalho realizado numa colméia. As campeiras são coletoras de pólen e de néctar, e de produtos para o ninho como barro, resina, etc.

Cândi: É o nome dado ao alimento artificial. Tem consistência firme, sendo composto de uma mistura de mel e açúcar branco. É colocado em pequenos recipientes de plástico dentro da colméia, em épocas de escassez de alimentos para as abelhas. Tem vantagem sobre as outras formas de alimentação artificial líquida ou xaroposa, porque as abelhas não se afogam na mistura.

Cera pura: É um tipo de cera purificada, produzida por glândulas localizadas no abdômen das abelhas, tanto nas *Apis* quanto nas *meliponíneas* (ver adiante).

Cerume: Mistura da cera produzida pelas abelhas com resinas colhidas de plantas. É usado como base na construção do ninho das *meliponíneas*.

Colméia racional: É a colméia confeccionada pelo homem, freqüentemente de tábuas de madeira, com diversos compartimentos.

Colônia: É a população de abelhas que vive numa mesma colméia.

Concentração de açúcares do mel: É a quantidade de açúcar presente no mel. No caso dos méis das abelhas *Apis*, a concentração de açúcar é em torno de 80%, enquanto que na abelha jataí é de 75%, o que resulta num mel tipicamente mais líquido e menos denso.

Corbícula: Compartimento formado por uma franja de pêlos nas pernas posteriores das abelhas, nos quais elas transportam pólen, resina e argila.

Cortiço: É o nome técnico dado a uma colméia rústica, pouco elaborada.

Depósito de lixo: Locais dentro das colméias nos quais pequenas quantidades de detritos, como restos de abelhas mortas, pólen digerido, intrusos mortos, etc, são depositados temporariamente, antes de serem jogados fora.

Enxame: Nome dado ao conjunto de abelhas de uma mesma espécie, que se reúnem para migrar ou para acasalar.

Enxameagem: é o processo de fundação de uma nova colméia, executado pelas abelhas.

Espécies generalistas: Nome dado às abelhas que coletam néctar em uma grande variedade de flores.

Espécies nativas: São as espécies de abelhas típicas de um local, de uma região ou país.

Frutose: Um tipo de açúcar primário, mais simples, encontrado no mel.

Glicose: Um dos açúcares encontrado no mel das abelhas.

Grãos de pólen: Trata-se de um pó denso, de diversas cores, com preponderância do amarelo, componentes masculinos das flores, responsáveis pela formação de sementes e frutos. Para as abelhas, é uma fonte rica de proteínas.

Mel: A substância doce produzida por alguns insetos, como as abelhas e algumas moscas e vespas, a partir do néctar das flores ou de outras secreções açucaradas. É composto em geral de 99% de água e açúcares, tais como frutose, glicose, maltose e sacarose. O restante é composto de sais minerais, enzimas e oligoelementos.

Mel fermentado: Quando o mel possui taxa de água mais elevada, as leveduras presentes fermentam, fazendo com que o mel adquira um sabor avinagrado. O mel tende a fermentar quando apresenta uma concentração de água igual ou superior a 20%.

Mel medicinal: É o mel que apresenta virtudes terapêuticas, segundo propriedades medicinais das plantas em que foi colhida a matéria-prima, e o tipo de abelha com seu metabolismo próprio. Ver adiante a descrição dos principais méis terapêuticos brasileiros.

Mel tóxico: É o mel que apresenta efeitos tóxicos aos seres humanos ou animais, por causa da presença de material contaminante, químico ou biológico. Abelhas podem colher néctar de plantas venenosas, embora seja um evento muito raro. Contaminações por agrotóxicos são relatadas também tanto na literatura quanto na prática da apicultura. No entanto, há controvérsias sobre a possibilidade de as abelhas carregarem materiais contendo agrotóxicos. Diversos pesquisadores e estudiosos acreditam que as abelhas possuem capacidade seletiva e evitam plantas que estejam carregadas de defensivos.

Melato: Substâncias adocicadas produzidas por insetos que sugam a seiva das plantas, como os membracídeos, da ordem Homóptera, aproveitadas pelas abelhas, mas também por formigas e vespas.

Meliponíneos(as): São as abelhas nativas, que não possuem ferrão, que vivem nas matas, florestas e zonas tropicais do mundo inteiro, de grande importância para a polinização das plantas silvestres. São insetos sociais que vivem em ninhos rústicos, com centenas a milhares de indivíduos.

Meliponicultura: Nome dado à prática da criação de abelhas meliponídeas ou *Meliponas*.

Necrófagas: São algumas espécies de *meliponíneas* que obtêm nutrientes de animais já mortos e em decomposição. Elas regurgitam suas secreções sobre a carne morta e a digere. Podem produzir mel a partir da carne assimilada, mas o mel geralmente é de sabor muito desagradável. Algumas necrófagas também se alimentam de pólen e néctar e produzem mel.

Nectários: Termo botânico para caracterizar as estruturas glandulares vegetais que secretam o néctar, geralmente situadas nas flores.

Polinização: É o transporte de partículas de pólen da antera de uma flor para o estigma de outra flor, realizado por muitos insetos, principalmente pelas abelhas, mas também pelo vento, água ou outros animais.

Própolis: Resina de plantas colhidas pelas abelhas, com propriedades antissépticas e antibióticas.

Propriedade bacteriostática: É a propriedade de inibir o desenvolvimento de certas bactérias que determinados méis possuem.

Propriedade bactericida: É a propriedade de eliminar totalmente as bactérias específicas características de alguns méis mais potentes.

Rapadura: Usada como alimento suplementar por algumas espécies de abelhas.

Vôo nupcial: É o vôo que as abelhas realizam por ocasião do acasalamento.

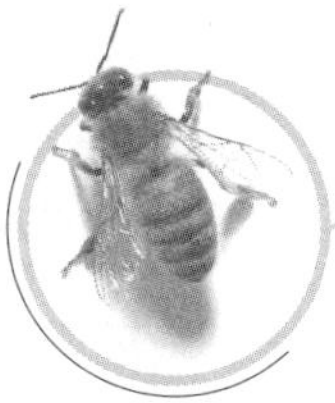

BIBLIOGRAFIA

ADCOCK, D. The effect of catalase on the inhibine and peroxide values of various honeys. *Journal of Apicultural Research*, v.1, pp. 38-40, 1962.

ALLEN, K. L., Molan, P. C. & Reid, G. M. The variability of the antibacterial activity of honey. *Apiacta*, v.26, pp. 114-21, 1991 (a).

________, K. L., Molan, P. C. & Reid, G. M. A survey of the antibacterial activity of some New Zealand honeys. *Journal of Pharmacy and Pharmacology*, v.43, pp. 817-22, 1991(b).

AZEVEDO-BENITEZ, A.L.G.; Nogueira-Couto, R.H., Estudo de Algumas Dietas Artificiais Visando a Produção de Geléia Real em Colméias de *Apis mellifera* IN: Anais Do Encontro Sobre Abelhas, 3, 1998, Ribeirão Preto: Universidade de São Paulo, Faculdade de Filosofia Ciências e Letras. 1998. pp. 227-230.

BALLARDIN, L. A. Manejo para Aumento da Produtividade. In: Congresso Brasileiro de Apicultura, 12, 1998, Salvador. Anais. Salvador: Confederação Brasileira de Apicultura, 1998. pp. 146-147

BERGMAN, A., Yanai, J., Weiss, J., Bell, D. & David, M. P. Acceleration of wound healing by topical application of honey. *American Journal of Surgery*, v.145, pp. 374-6, 1983.

BERTAND, Edouard. La *Conduite du Rucheur* - Nyón, 1894

BLASCO, C. et al. Asessment of pesticide residues in honey samples from Portugal and Spain. Journal of Agricultural and Food Chemistry, Washington, v. 51, n. 27, pp. 8132-8138, 2003.

BOGDANOV, S (1983). Characterisation of antibacterial substaces in honey. Lebensm Wiss Technol 17, pp.74-76.

________, S.; Martin, P.; Lüllmann, C. Determination of hydroxymethyl-furfural after White. Apidologie Extra Issue, Paris, 1997.

CAMARGO, J.M.F. Manual de apicultura. São Paulo: Ceres, 1972, 252 p.

CAMPOS, R. G. M. Contribição para o estudo do mel, pólen, geléia real e própolis. *Boletim da Faculdade de Farmacia de Coimbra*, vol.11, n.2, pp.17-47, 1987.

COCHO ALIMENTADOR. Mensagem doce. n° 51, pg 10, maio, 1999.

CONGRESSO BRASILEIRO DE APICULTURA, 11, 1996, Teresina. Anais... Teresina: Confederação Brasileira de Apicultura, 1996. pp. 33-36.

CONTI, M. E.; BOTRE, F. Honeybees and their products as potential bioindicators of heavy metals contamination. Environ. Monit. Assess. Netherlands, v. 69, n. 3, pp. 267-282, July 2001.

CORTOPASSI-LAURINO, M. & Gelly, D. S. Analyse pollinique, propriétés physico-chimiques et action antibactérienne des mieis d`abellies africanisées *Apis mellifera* et de Méliponinés du Brésil. *Apidology,* v.22, pp. 61-73, 1991.

COSTA, M. et.al. Screening in mice of some medicinal plants used for analgesic purposes in the state of São Paulo. Part II. *Journal of Ethnopharmacology,* v. 27, n.1-2, pp. 25-33, 1989.

COTTE, J.F. et al. Application of carbohydrate analysis to verify honey authenticity. Journal of Chromatography A, Amsterdam, v.1021, n. 1-2, pp. 145-155, dec. 2003.

COUTO, L. A. Nutrição de abelhas In: CONGRESSO BRASILEIRO DE APICULTURA, 12, 1998, Salvador. Anais... Salvador: Confederação Brasileira de Apicultura, 1998. pp.92-95.

CRANE, E. O livro do mel. 2.ed. São Paulo: Nobel, 226 p., 1987.

DADE, H.A. Anatomy and dissection of the honeybee. Oxford: International Bee Research Association, 1994. 158p. DE JONG, D. O comportamento das abelhas africanizadas nas Américas. In: ENCONTRO SOBRE ABELHAS, 1, 1994, Ribeirão Preto. Anais... Ribeirão Preto: Universidade de São Paulo. 1994. pp.80-87.

DUSTMAN, J. H. (1979). Antibacterial effect of honey. Apiacta, 14 (1), 7-11.

EFEM, S. E. E. & Udoh, K. T. & Iwara, C. I. The antimicrobial spectrum of honey and its clinical significance. *Infection*, v. 20, n° 4, pp. 227-9, 1992.

________, S. E. E. Clinical observations on the wound healing properties of honey. *British Journal Surgery*, v.75, pp. 679-81, 1988.

EMELEN, Amaro Van. *Cartilha do Apicultor Brasileiro*, OSB - Chácaras e Quintais - São Paulo, 1934.

FARIA, J. A. F. Embalagens e conservação de mel de abelhas. *Informe Agropecuário*, v.9, n.106, pp. 61-6, 1993.

FREE,J.B. Pherormones of social bees . London: Chapman and Hall, 1987. 218 p.

GONÇALVES, L.S. Abelhas africanizadas: uma praga ou um benefício para a apicultura brasileira? In: ENCONTRO SOBRE ABELHAS, 2, 1996, Ribeirão Preto. Anais... Ribeirão Preto: Universidade de São Paulo, 1996. pp.165-170.

________, L.S. Retrospectiva sobre apicultura brasileira. In: Simpósio Sobre Apicultura, 1984, Jaboticabal. Anais... Campinas: UNESP/ CATI / SBZ, 1984. pp. 56-70.

GREEN, A. E. Wound healing properties of honey. *British Journal Surgery,* v. 75, n. 12, p. 1278, 1988.

GUPTA, S. K., Sinch, H., Varshney, A. C. & Prakash, P. & Singh, S. P. Biochemical alterations during wound healing under influence of natural honey and ampicillin in buffaloes. *Indian Veterinary Journal,* v. 70, pp.45-7, 1993.

HAYDAK, M. H., Palmer, L. S., Tanquary, M. C. & Vivino, A. E. The effect of comercial clarification on the vitamin content of honey. *Journal of Nutricion*, v.26, n.3, pp. 319-21, 1943.

HUIDOBRO, J. F., Santana, F. J., Sanches, M. P., Sancho, M. T., Muniategui, S. & SIMAL-LOZANO, J. Diastase, invertase and ß-glucosidase activities in fresh honey from north-west Spain. *Journal of Apicultural Research,* v. 34, n.1, pp. 39-44, 1995.

KEHRLE, Adam (brother Adam). *Ma Méthode d'Apiculture* - Le Courrier du Livre, Paris, 1980

________, Adam (brother Adam). *Beekeeping at Buckfast Abbey* - Northern Bee Books - Mytholmyryd- Hebden Bridge - West Yorkshire - England, 1987

KERR, W.E. História parcial da ciências apícolas no Brasil. In: Congresso Brasileiro de Apicultura, 5; Congresso Latino Ibero-Americano de Apicultura, 3, 1980, Viçosa. Anais... Viçosa: Confederação Brasileira de Apicultura, 1984. pp. 47-60.

KITZES, G., Schuette, H. A. & Elvehjem, C. A. The B vitamin in honey. *Journal of Nutricion*, v.26, n.3, pp. 241-50, 1943.

LANÇAS, F. M. et al. Novas aplicações de sistemas SFE "home made". IV Qualidade dos alimentos. Ciência e Tecnologia de Alimentos, Campinas/SP, v. 17, n. 4, pp.432-436, dez. 1997.

LAYENS, Georges de, Bonnier, G. *Cours Complet d'Apiculture* - Éditions Belin – Paris, 1987.

MAGALHÃES, B.F. A vida das abelhas. Fortaleza: UFC, 1999. 1 CD-ROM

MARCHINI, L.C. Caracterização de amostras de méis de *Apis mellifera* L. 1758 MENDES, B. A. & Coelho, E. M. Considerações sobre características de mel de abelhas – Análises e critérios de inspeção. *Informe Agropecúario*, v.9, n.106, pp. 56-67, 1983.

MESSAGE, D. Principais doenças de abelhas no Brasil. In: Congresso Brasileiro de Apicultura, 11, 1996, Teresina. Anais... Teresina: Confederação Brasileira de Apicultura, 1996. pp.255-260.

MEYER, C.R.; Wiese, H. Breves noções de morfologia e anatomia da abelhas. In: WIESE, H. Nova apicultura. Porto Alegre: Ed. Agropecuária, 1985. pp.51-70.

MOLAN, P. C. & RUSSELL, K. M. Non-peroxide antibacterial activity in some New Zealand honeys. *Journal of Apicultural Research*, v.27, n.1, pp. 62-7, 1988.

________, P. C. The antibacterial activity of honey. The nature of the antibacterial activity. *Bee World*, 73(1): pp.5-28, 1992.

MÜLLER, R.A., Análise de resíduos de pesticidas em mel. Tese (Doutorado em Química Analítica), Instituto de Química, USP, São Carlos, 1996.

NETO, F.P; Neto, R.M.A. Principais mercados apícolas mundiais e a apicultura brasileira. Revista Mensagem Doce, São Paulo, n. 84, pp. 2-23, nov. 2005.

NOGUEIRA NETO, P. Notas sobre a história da apicultura no Brasil. In: Camargo, J.M.F. (org,). Manual de apicultura. São Paulo: CERES, pp. 17-32., 1972.

NOGUEIRA-COUTO, R.H.; Couto, L.A. Apicultura: manejo e produtos. Jaboticabal: Funep, 191 p., 2002.

PAMPLONA, B. Determinação dos elementos químicos inorgânicos do mel de *Apis mellifera*. *Ciência e Cultura*, v.41, pp. 618, 1989.

POSYNIAK, A. et al. Sulfonamide residues in Honey. Control and Development of analytical procedure. Apiacta, Roma, n. 38, pp. 249-256, 2003.

REGARD, Andre. *Hydromels et dérivés* - Imprimerie Arlys, 1991

ROUBIK, D. W. Ecology and natural history of tropical bees. Cambridge: Tropical Biology. 514 p., 1989

RUOFF, K.; Bogdanov, S. Autenticity of honey and other bee products. Apiacta, Roma, n. 38, p. 317-327, 2004.

RUTTNER, F. Geographical variability and classification. In: Rinderer, T.E. Bee genetics and breeding. Luisiana: Academic Press, pp. 23-56. 1986.

SERRANO, R. B.; Villanueva, M. T. O.; Marquina, A. D. La miel. Edulcorante natural por excelência. *Alimentaria*. n. 253, pp.25-35, 1994.

SILVA C. A. B. da; Cesar A. da S. A viabilidade da agroindústria familiar. Revista Agroanalysis, São Paulo, n. 2, pp. 43-45, fev. 2004.

SABATIER, S. AMIOT, M.J. TACCHINI, M. & AUBERT, S. identification of flavonoids in sunflower honey. *J. Food Sci. off. Publ. Inst. Food. Technol. Chicago. ILL.* The Institute. 57: 773-4, 1992.

SATO, T. & MIYATA, G. The nutraceutical benefit, Part III: Honey. Nutrition 16:, pp.468-469, 2000.

SCHEPARTZ, A.I. & SUBERS, M.H. Catalase in honey. *Journal of Apicultural Research*, v.5, n.1, pp. 37-43, 1966.

SILVIO, L. *Alimentação das Abelhas*. Mensagem Doce, n° 50, pp.13-17, mar, 1999.

SNODGRASS, R.E. *Anatomy of the honey bee*. Nova York, 334 p., 1956.

STINSON, E.E., Subes, M.H., Petty, J., White, J.W., JR. The composition of honey. V. Separation and identification of the organic acids. *Arch. Biochemestry Biophys*, 89, pp. 6-12, 1960.

STONOGA, V.I., Freitas, R.J.S.D. Conteúdo de água e açúcares em mel de abelhas. *Bd. Ceppa*, Curitiba, v.9, n.1, pp.9-16, 1991.

TAN, S. T., Holland, P. T., Wilkins, A. L., & Molan, P. C. Extractives from New Zealand Honeys. 1. White clover, manuka and kanuka unifloral honeys. Journal of Agricultural and Food Chemistry, 36, pp. 453-460., 1988.

VERISSIMO, M.T.L. Porque o mel cristaliza. *Apicultura no Brasil*, v.3, n.18, pp.14, 1987.

VON DER OHE, W. Unifloral honeys: chemical conversion and pollen reduction. *Grana*, (33): 292-4, 1994.

WAHDAN Hal. Causes of the antimicrobial activity of honey. Infection; pp. 26:26, 1998.

WESTON, R. J., Brocklebank, K. L., LU, Y. Identification and quantitative levels of antibacterial componentes of some New Zealand honeys. *Food Chemistry* (70): pp.427-35, 2000.

WHITE, J. W. & Kushinir, I. The enzimes of honey: examination by ion-exchange chromatography, gel filtration, and starch-gel electrophoresis. *Journal of Apicultural Research*, v.6, n.2, pp. 69-89, 1967.

________,. & Subers, M.H. & Shepartz, A.I. The identification of inhibine, the antibacterial factor in honey, as hudrogen peroxide and its origin in a honey glucose oxidase system. *Biochimica et Biophysica Acta,* v.73, pp. 57-70, 1963.

________, & Subers, M.H. Studies on honey inhibine. 3. Effect of heat. *Journal of Apicultural Research*, v.2, n.2, pp. 93-100, 1963.

________, & Rudyj, O.N. The protein conten in honey. *Journal of Apicultural Research*, 1784, pp. 234-38, 1978.

________, Physical characteristics of honey. In: CRANE, E. Honey a comprehensive survey. London: Heinemann, Cap.6, pp.207-39, 1975.

WILKINS, A. L., Lu, Y, & Molan, P. C. Extractable organic substances from New Zealand unifloral manuka (*Leptospermum scoparium*) honey. Journal of Apicultural Research, 32 (1), pp. 3-9, 1993

WOOTON, M., Edwards, R.A. & Faraji-Haremi, R. Effect of accelerated storage conditions on the chemical compostion and properties of australian honeys. 2. Changes in sugar and free amino acid contents. *Journal of Apicultural Research*, v.15, n.1, pp. 29-34, 1976.

YANIV. Z., Rudich, M. Bee Products. Plenum Press, Nova York. 232 p., 1996

Sites da internet de interesse

www.embrapa.br

EMPRAPA – Empresa Brasileira de Pesquisa Agropecuária

www.anvisa.gov.br/reblas/cooperacao/pre_selecionados_proficiencia.pdf

ANVISA - Laboratórios pré-selecionados para participar do Programa de Proficiência da Anvisa-MAPA-IPT-FINEP

http://outdoorplace.org/beekeeping/history1.htm

American beekeeping history: the bee hive, de CALDEIRA, J. John's beekeeping notebook

www.codexalimentarius.net/web/standard_list.do?lang=en

Revised Codex Standard for Honey. FAO/WHO

http://faostat.fao.org/faostat

FAOSTAT, Food and Agriculture Organization. Key statistics of Food and Agriculture External trade

www.inmetro.gov.br/barreirastecnicas/Exigencias/alemanha/mel.asp

INMETRO. Barreiras técnicas às exportações

www.cazv.cz/2003/ZV12_03/6

KALABOVA, K. et al. Hydroxymethylfurfural in Czech honeys, 2003

http://globorural.globo.com/barra.asp?d=/edic/178/rep_apicultura.htm

KISS, J. Os novos horizontes do mel. Revista Globo Rural, São Paulo, n. 178, ago. 2000

www.agricultura.gov.br

MAPA. UE confirma embargo ao mel brasileiro

www.beekeeping.com/goodies/taxonomy_2.htm#APIDAE

TEMPELMAN, J. First the course of their life

www.apicultura.com/index_sp.htm

ORDENEZ MALDONADO, A. Alimentacion y Suplementacion

LEIA TAMBÉM...

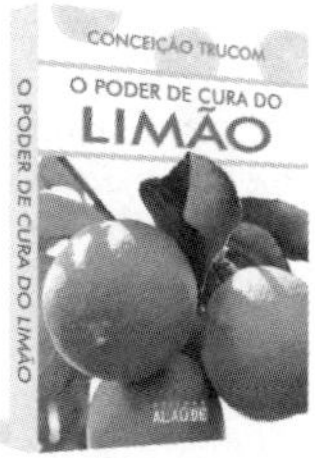

10 X 15 cm – 200 págs

O PODER DE CURA DO LIMÃO

Conceição Trucom

O poder de cura do limão *é um guia de medicina caseira que todo lar deve ter.*

Um alimento natural, acessível a todos, disponível o ano todo e que pode ser facilmente utilizado em diversas técnicas terapêuticas de prevenção e tratamento de várias doenças.

O limão – polpa e casca – é um alimento ímpar da natureza porque sua composição lhe confere propriedades múltiplas como: fortalecer ossos, órgãos e sistemas; ativar a circulação e o sistema imunológico, entre outros. Você se surpreenderá ao conhecer todo o potencial de cura que esta fruta nos oferece.

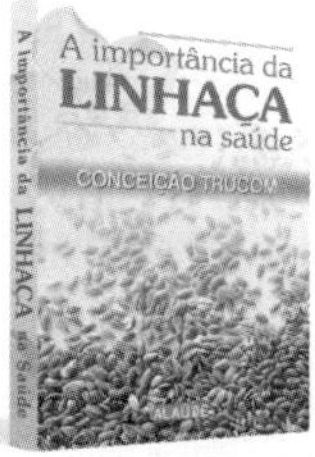

10 X 15 cm – 152 págs

A IMPORTÂNCIA DA LINHAÇA NA SAÚDE

Conceição Trucom

Este livro traz um estudo detalhado das propriedades nutracêuticas da linhaça, importante alimento para a conquista do equilíbrio orgânico, eficiente na prevenção de diversas doenças e no tratamento de alguns quadros de deficiência hormonal. Esta semente nobre proporciona energia sem aumentar o peso de quem a consome, além de ativar o sistema imunológico e prevenir contra o envelhecimento. Um livro para aqueles que estão em busca de uma vida mais saudável e acreditam que a natureza oferece saúde em abundância.

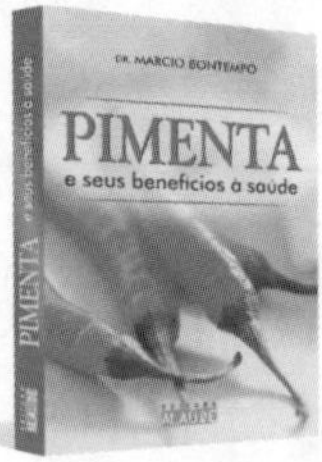

10 X 15 cm – 152 págs

PIMENTA E SEUS BENEFÍCIOS À SAÚDE

Dr. Marcio Bontempo

Você sabia que a pimenta, aquele condimento de sabor picante, traz diversos benefícios à saúde?

Na realidade, o poder nutricinal e medicinal fazem da pimenta um alimento muito saúdavel. Seu sabor ardente deve-se a uma substância com propriedades analgésicas e energéticas. Além de informações sobre suas aplicações medicinais, este livro apresenta algumas receitas nas quais a pimenta é o principal ingrediente, assim você poderá apreciar o sabor inconfundível desta autêntica especiaria.

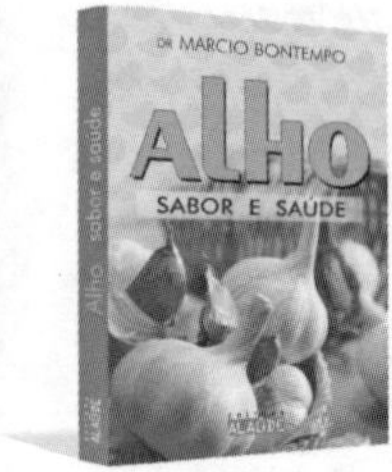

10 X 15 cm – 152 págs

ALHO SABOR E SAÚDE

Dr. Marcio Bontempo

Não restam dúvidas acerca dos inúmeros benefícios do alho para a nossa saúde: é um antibiótico natural que combate muitas infecções, baixa o colesterol, protege o coração e favorece a circulação; é também um poderoso depurador e contém uma dose elevada de vitamina C, além de selênio – mineral antioxidante –, sendo ainda recomendado para o alívio de perturbações respiratórias.

Conheça mais detalhadamente as indicações de seu uso no combate e prevenção de enfermidades, bem como os diversos benefícios que este alimento proporciona à sua saúde, além de aprender como escolhê-lo na hora da compra, como armazená-lo e como utilizá-lo para aproveitar melhor as suas propriedades em deliciosas receitas.